健康中国2030·专科护理健康教育系列丛书

介入科护理健康教育

主　编　何景萍　何晶晶　邵红岩

编　者　(按姓氏汉语拼音排序)

刘　阳　马巧云　汤金平　谢路萍

杨欣静　杨亚兰　俞心茹　邹碧辉

科学出版社

北　京

内 容 简 介

本书的内容包括介入治疗的疾病与相关症状护理、介入治疗前的准备、治疗后的观察护理、介入术中的台上与台下护理及术后的康复指导。主要内容包括心脏病介入、神经介入、大血管内介入、外周血管介入、肿瘤介入、非血管介入等内容。详细介绍了各种疾病的介入治疗方法、手术适应证和禁忌证、术中配合及术前术后相关护理重点、各种介入治疗疾病的观察。并且除了一般护理以外还包括心理护理、介入专业知识、预防医学和康复知识。

本书内容简单、通俗、实用性强，特别适合刚刚从事介入护理工作的护理人员和继续教育。并且对大众所关心的热点问题、难点问题、容易混淆问题做明确解释，覆盖面广泛。

图书在版编目（CIP）数据

介入科护理健康教育 / 何景萍，何晶晶，邵红岩主编. —北京：科学出版社，2017.12

（健康中国 2030 · 专科护理健康教育系列丛书）

ISBN 978-7-03-055289-1

Ⅰ. ①介… Ⅱ. ①何… ②何… ③邵… Ⅲ. ①介入性治疗–护理学–健康教育 Ⅳ. ①R473.3

中国版本图书馆 CIP 数据核字（2017）第 278078 号

责任编辑：赵炜炜 胡治国 / 责任校对：郭瑞芝

责任印制：徐晓晨 / 封面设计：陈 敬

科学出版社 出版

北京东黄城根北街 16 号

邮政编码：100717

http://www.sciencep.com

北京凌奇印刷有限责任公司 印刷

科学出版社发行 各地新华书店经销

*

2017 年 12 月第 一 版 开本：789×1092 1/16

2023 年 11 月第四次印刷 印张：5 1/4

字数：142 000

定价：49.80 元

（如有印装质量问题，我社负责调换）

丛书编委会

丛书前言

随着社会的进步，生活水平和文化生活的不断提高，人们对疾病护理和健康知识的需求越来越高，给护理工作提出了新的要求。同时，随着医学模式由生物学向生物-心理-社会医学的转变，护理模式也由单纯的疾病护理向以患者为中心的整体护理转变。健康教育则是整体护理中的一个重要环节，护士在健康服务体系中不仅仅是一个照护者、治疗者，而且是健康的维护者、教育者。它要求护士不仅为患者提供适当的治疗和护理，还要针对不同的患者、不同的人群开展相关疾病的健康教育，以提高患者的自控行为能力，减轻或消除患者的心理负担，促进疾病的治疗和康复。不仅有利于提高患者对医护人员的信任感，同时有利于增强患者的自我保健意识，防止疾病的复发，而且对患者在住院期间的不同阶段也会产生不同的促进作用。

目前我国护理队伍普遍存在学历偏低、年轻化、经验不足、资源分配不均等特点，如何帮助这支年轻的护理队伍在短时间内掌握疾病的基础知识及新技术的护理要点，使临床护理人员更加专业、全面地给患者或家属提供专业个性的指导成为当务之急。正是在这样的背景下，科学出版社及时组织临床护理专家出版了“健康中国 2030 · 专科护理健康教育系列丛书”，该系列丛书的出版对于推进我国当前护理工作的开展具有现实意义。第一辑共有20个分册，各分册间相互独立又彼此关联，涵盖了内科、外科、妇科、产科、儿科等多个学科。归纳起来，本系列丛书具有以下特色。

1. 内容丰富、涵盖面广。

2. 注重讲解各专科疾病的基本概念、发病病因、临床表现、相关检查、治疗原则、护理要点、预防保健等，对于各专科患者关心的运动、心理、社会、日常保健、调养、康复等相关的健康教育，以及大众所关心的热点问题、难点问题、常见的认识误区、容易混淆的概念做了明确的解答。

3. 全书采用问答形式，便于查阅。

4. 编写队伍由活跃在临床一线的经验丰富的护理业务骨干组成，具有较高水准，对于实际工作的指导性很强。

我们真诚地希望护理同仁们通过阅读本丛书，能提高自己的专业知识和自身素质，在实践中为患者提供优质、安全、贴心的护理。

本系列丛书的编写，我们力求准确全面，但由于水平有限，不足之处在所难免，我们真诚地希望广大读者和护理同仁批评指正，以便我们今后不断修正。

周宏珍

2017年6月

前　言

介入放射学(Interventional Radiology)是由美国著名放射学家 Margulis 1967 年首先提出的，于 20 世纪 70 年代后期发展起来的一门新兴的边缘学科。介入放射技术由于创伤小、并发症少和特有的诊断、治疗价值而受到医学界的普遍重视，因而发展迅速。20 世纪 70 年代后期以来，随着介入放射学知识的普及和发展，介入放射学逐渐成为一门独立的专业学科，并且已经分化形成了一些分支，如心脏介入、神经介入、肿瘤介入、无痛介入、粒子植入、消融介入等。介入治疗由于多数患者术前焦虑、紧张等心理因素，更加注重患者术前的心理准备、术中与医师及术后恢复期护理的配合。除了技术因素外，还要考虑到医疗管理、健康教育、心理指导、社会内容等方面。

本书的特点：专科知识全面、实用性强，对各种疾病介入治疗护理、适应证、禁忌证、术中重点观察、术后护理知识重点进行提早干预及处理，有积极的指导意义。

本书共 9 章，简单讲解了介入护理学的术前心理护理、各种疾病的介入治疗、围手术期的相关护理重点和出院指导等护理工作。适用于刚毕业接触介入护理的护理人员。

我们真诚地希望介入护理同仁们通过阅读本书，能提高自己的专业知识和自身素质，在工作实践中为患者提供更优质、安全、贴心的护理。

由于编者水平有限，不足之处在所难免，望各位同仁们不吝赐教。

编　者

2017 年 7 月

目　　录

第一章　介入护理学概述

介入放射学是一门在医学影像设备，如X线机、电子计算机断层扫描（CT）、B超、磁共振成像（MRI）的监控指导下、经皮或经腔插入穿刺针或引入导丝、导管等器械作抽吸注射、引流、造瘘或对管腔、血管等做成形、灌注或栓塞等针对治疗的微创医学。由于介入放射学是20世纪60年代的新学科，至今没有明确的介入护理的定义。但介入护理学也是一门综合性应用科学，是与介入技术相关的护理学。

介入放射学的工作内容包括：①血管性介入诊断术；②非血管性介入诊断术；③灌注术；④栓塞术；⑤成形术；⑥支架术；⑦滤过器置入术；⑧溶栓、去栓术；⑨粥样硬化斑块切除术；⑩药盒-导管系统植入术；⑪经皮异物取除术；⑫腹水-静脉转流术；⑬活检术；⑭灭能术；⑮引流术；⑯造瘘术；⑰封堵术与隔绝术；⑱再通术；⑲神经阻滞术；⑳椎间盘减压术；㉑椎体成形术。

介入护理工作除了需要一般基础护理知识以外还应包括心理护理知识、介入专业知识、预防医学和康复医学知识。介入护理的内容包括介入治疗的疾病及其症状护理、介入治疗前的准备与治疗后的观察与护理、介入术中的台上与台下护理及术后的康复指导。

第二章　介入治疗心理护理

介入诊疗是一项新兴的微创诊疗技术，近十年来在我国发展迅速，人们对介入诊疗技术比较陌生，而且微创诊疗技术种类繁多，围手术期的患者在诊疗前后普遍存在不同程度的应激反应和焦虑。介入科护士不仅要熟悉日新月异、不断更新的微创治疗，还要掌握各种治疗的围手术期护理、心理学理论和方法，才能更好地为患者做好护理。

心理护理是指在整个医疗过程中，医护人员（主要是护理人员）借助心理学方法或个性化服务，积极地影响患者的心理状态，帮助患者在其自身条件下获得最适宜身心状态。

一、心理护理的原则是什么?

1. 接受性原则。

2. 支持性原则。

3. 个体化原则。

4. 保密性原则。

5. 自我护理的原则。

二、心理护理的技巧有哪些?

1. 认知疗法　简单地说，就是通过认知和行为技术来改变患者的不良认知，达到纠正由此引起的行为和感情的心理治疗方法。由于介入治疗是一项新兴的诊疗技术，患者可获取的信息有限，我们可以在病房设立电子宣教屏，在候诊区播放宣教视频，印制各类手术的健康宣教单张，从多方面帮助患者建立正确的认知。

2. 主观评定量表　是指对心理现象的观察所得印象进行质的描述或量化的标准化定式测查程序。比如脸谱化心理评定量表。

3. 肌肉渐进性放松训练

4. 呼吸疗法　是通过对呼吸功能的训练达到恢复体力、脑力、降低心理活动强度、减轻病症的一种方法。具体做法是：鼻子吸气嘴呼气，每次呼气要把最后一点气都挤出来，有助于吸入更多的氧气。

5. 音乐疗法　是以心理治疗的理论和方法为基础，运用音乐特有的生理、心理效应，在音乐治疗师的共同参与下，通过对各种专门设计的音乐体验，达到消除心理障碍，恢复或增进心身健康的目的。

6. 抚触疗法　抚触具有安慰患者和传递感情的双重作用，可以轻握患者的手或轻拍患者的肩膀。

第三章　围手术期的护理

第一节　介入患者手术前常规准备

一、常规介入术前患者评估有哪些?

了解患者基本资料，一般情况及病史，比如有无过敏史、服药史等情况；了解患者的营养状况以及手术耐受情况。

二、术前患者常见的实验室检查有哪些?

血液检查（血常规、生化常规、出凝血功能等），尿常规，粪便常规，心电图和胸片等。

三、介入手术前患者的术前准备有哪些?

签署知情同意书，利用健康宣教单张向患者解释手术前注意事项和准备，根据医嘱交代禁食禁水时间，备皮，碘试验，术前用药等，指导患者床上排尿排便训练，根据手术体位进行术前体位训练，术前常规测量生命体征、留置静脉通路、排空膀胱或留置尿管。

第二节　介入患者手术后护理及特殊病症的观察

一、常见的介入患者手术后的一般护理有哪些?

1. 生命体征的监测　根据手术类型定时监测生命体征及疼痛。术后常规测量生命体征 3 次，q1h*3，测量体温 3 天。术后体温升高一般是由于肿瘤溶解吸收热、侵入性手术所致的感染等因素。比如肝动脉化疗栓塞术（TACE）后常出现体温升高，嘱患者多饮水，汗湿衣服及时更换，发热时体温低于 38.5℃时给予冰敷，超过 38.5℃时给予非甾体类消炎药。

2. 穿刺部位的护理　血管介入穿刺点一般是弹力绷带加压包扎后回病房再予沙袋压迫穿刺点 6 小时，床上制动 12 小时。注意观察穿刺点有无出血、渗液、敷料有无脱落等。如果敷料污染或渗血渗液较多，应立即更换敷料。注意观察下肢皮肤颜色、温度及血管波动情况，避免因包扎过紧导致下肢缺血缺氧。如无特殊，24 小时后可拆除敷料。

3. 饮食护理　大部分患者术后回病房 2 小时后可进食少量水，若无呛咳等不适，由全流食到半流食逐渐过渡，最后过渡到普食。饮食注意多样化，给予易吸收消化的食物。食物要新鲜，不要给予腌制品。肿瘤属于慢性消耗性疾病，应给予患者高热量、高维生素饮食；水肿或腹水的患者应限制水钠摄入；门脉高压所致的食管胃底静脉曲张，有出血史的患者应给予软食；血氨异常者应限制蛋白饮食。

4. 管道护理　介入患者管道种类较多，一般为引流管、胃管、尿管、溶栓导管、中心静脉导管等。保持引流管通畅，防止扭曲、打折，固定牢固；每天观察并记录引流液体的颜色、量；做好标示；严格无菌操作，定期更换引流瓶或袋。

二、常见的介入患者手术后特殊病症的观察与护理有哪些?

1. 发热　与感染和无菌性坏死物吸收热有关，介入手术后大部分发热为不规则热，如肝癌 TACE 术后，脾动脉栓塞后，一般可高烧至 39°以上。护理：当发热体温低于 38.5°时可采用物理降温，如冰敷，嘱多饮水，汗湿衣服及时更换；当体温高于 38.5°时可口服非甾体类消炎药，如西乐葆等。怀疑感染所致的发热，复查血象，必要时使用抗生素。

2. 疼痛　介入患者疼痛的原因有很多，但综合起来有以下几种：①疾病本身引起的疼痛，如癌痛。②栓塞术后由于碘化油栓塞导致组织缺血坏死引起。③支架植入术后由于支架扩张引起。

④术中穿刺引起。护理：评估疼痛的部位、程度、性质，判断疼痛的可能原因，运用听音乐、按摩、深呼吸等放松疗法分散患者注意力，必要时使用药物。

3. 意识障碍 系各种原因所致的脑动脉栓塞并发脑梗死和肝性脑病有关。护理：加强基础护理，密切监测病情，做好意志障碍程度的评分评估，功能锻炼等。

4. 呼吸困难 分肺源性和心源性的呼吸困难。肺源性呼吸困难主要原因为：①肺动脉栓塞或肺梗死。②上腔静脉压迫回流受阻。心源性呼吸困难主要是介入治疗并发心衰。护理：评估患者呼吸困难的程度、原因、缺氧情况等。促进有效的咳嗽、咳痰，必要时给予雾化吸入，氧疗。

5. 心律失常 系胆心反射和迷走神经反射所致。护理：嘱患者多休息，低流量给氧，心电监护，开通静脉通路，严格控制输液速度。

6. 血压异常 介入相关的高血压系肾动脉狭窄、肾肿瘤产生过渡肾素所致；介入相关的低血压系出血性休克、感染性休克所致。高血压的护理：定期监测血压，必要时给予心电监护；提供安静舒适的住院环境，低钠饮食；生活规律；适量运动等。低血压（休克）的护理：积极治疗原发病，如止血，抗感染等，开通静脉通路，休克体位，密切监测病情，按休克急救处理。

7. 出血 介入相关的出血大多和介入性手术的穿刺有关，如经颈静脉肝内门腔分流术（TIPSS）术后的腹腔内出血，胆道损伤出血等。部分为疾病本身的原因出血，如肿瘤破溃出血、门脉高压食管胃底静脉曲张所致的上消化道出血等。护理：评估患者出血原因、部位、出血量；密切监测病情变化，防止因出血量大导致的休克；出血量少可暂不做处理；出血量较大时可按医嘱给予药物止血；当大血管损伤出血，药物无法控制出血时可在介入手术下止血。

8. 排尿异常 介入相关的排尿异常常见于 TACE 术后并发的肝肾综合征，其原因是术后体位改变发生的尿潴留，以及注射碘对比剂后发生的急性肾功能下降。尿潴留的护理：判断患者发生尿潴留的原因，先尝试利用听流水声或温水冲洗会阴、热敷、按摩等诱导方式排尿，必要时留置导尿。少尿的护理：评估少尿出现的时间，尿液的颜色和量，密切观察尿液情况，增加肾动脉的灌注量，如多饮水或增加静脉液体量。

9. 肢体血运障碍 血管性介入手术常常经股动脉等入路，容易对穿刺部位的血管血运造成损害，常见的有：①血栓，介入术导管内外和导丝表面容易有血凝块，一旦脱落有栓塞的风险。②血管痉挛，动脉直径小，患者精神过于紧张等因素所致。③动静脉瘘，动静脉常常并行，如同时穿刺到动静脉，易导致动静脉瘘。护理：术后观察穿刺部位有无出血或血肿，监测生命体征，触摸穿刺侧肢体远端波动，观察皮温、颜色及肢体感觉，观察肢体有无疼痛肿胀，和对侧比较，有异常及时报告医生。

第四章　心脏病介入治疗的护理

第一节　冠状动脉粥样硬化性心脏病

冠状动脉粥样硬化性心脏病（简称冠心病）是由冠状动脉固定性或动脉性狭窄或阻塞引起心肌缺血、缺氧或坏死的心脏病，也称缺血性心脏病。多发生于40岁以上的男性以及绝经后期的女性，脑力劳动者较多见。主要危险因素是高血压、高脂血症、糖尿病、吸烟、冠心病家族史等。当冠状动脉管腔狭窄达到或超过直径的 50%以上时，即可出现临床症状。介入治疗是应用现代高科技手段进行的微创性治疗，在医学影像设备引导下，将特制的导管导丝等精密器械引入人体内病灶进行诊断和局部治疗。其治疗效果比药物可靠，比外科手术简便且创伤小，已成为治疗冠心病的主要手段。

一、什么是冠状动脉造影术?

是经皮穿刺外周动脉向冠状动脉内注入造影剂，使造影剂随血流同时进入左、右冠状动脉而显影。通过造影可评价冠状动脉血管的走行、数量和畸形情况；评价冠状动脉病变的严重程度和病变范围；评价冠状动脉功能性的改变，包括冠状动脉的痉挛和侧支循环的有无并且可兼顾左心功能评价，目前已被临床广泛使用。

二、冠状动脉造影术的适应证有哪些?

1. 原因不明的胸痛、心律失常，未明确诊断者。

2. 原因不明的左心功能不全，内科治疗无效，活动能力受限（Ⅲ、Ⅳ级）心绞痛手术前。

3. 心肌梗死（包括急性和陈旧性），旁路术后的再狭窄。

4. 高龄心绞痛病人。

5. 新近完全阻塞（小于 6 个月）经证实有存活心肌，冠状动脉造影显示远端血管循环充盈者或病变者。

6. 急性心肌梗死准备行冠状动脉内溶栓治疗或准备行 PTCA 者，术前了解冠状动脉病变情况。

三、冠状动脉造影手术的禁忌证有哪些?

1. 碘剂过敏者。

2. 严重的心、肺、肝、肾功能不全、心律失常和完全性房室传导阻滞等。

3. 病人存在未控制的感染。

4. 冠状动脉病变狭窄程度小于50%。

5. 有出血倾向及凝血功能障碍者。

6. 血管内径小于2.5mm。

四、冠状动脉造影手术术前及术中需要注意什么?

术前向患者及家属用通俗易懂的语言讲解疾病相关知识，冠状动脉造影的目的、意义、手术过程、手术方法，训练床上大小便，根据患者提出的问题和引起焦虑的原因找出有针对性的心理疏导，减轻心理压力，增强其战胜疾病的信心。完善术前相关实验室检查，检查双侧股动脉及足背动脉搏动情况，行腹股沟及会阴部备皮，建立好静脉通路。术中氧气吸入，行心电监护，严密观察生命体征变化。严密观察心电图变化，及时发现室颤及心律失常，随时做好除颤准备。随时检查各管道连接固定是否完好、通畅，遵医嘱及时、准确给药，积极配合医生。

五、冠状动脉造影手术术后护理重点在哪里?

术后患者取平卧位，术侧肢体制动 6 小时，伤口予沙袋压迫 6 小时。如穿刺处有渗血适当延长压迫时间，术后无不适于30分钟后开始进食、水，并鼓励患者多饮水，促进造影剂的排泄。协助好患者生活护理。随时观察患者有无频发的期前收缩、室速、房室传导阻滞。观察T波及ST段等有无心肌缺血的改变，做好急救准备。严密观察患者术侧肢体血运循环及动脉搏动情况。

六、冠状动脉造影术有哪些常见的并发症？

心律失常、心肌梗死、造影剂反应、急性血管闭塞、内膜撕裂、出血及血肿、尿潴留、肠梗阻。

七、冠状动脉造影术患者出院后应该掌握哪些知识？

遵医嘱坚持服用抗凝药物，可有效预防再狭窄。忌随意停药、换药，避免情绪紧张、激动，注意饮食，戒烟戒酒，控制高血糖、高血压及高血脂，术后注意休息，逐渐增加活动量。

第二节　射频消融术

一、什么是射频消融术？

是经外周血管穿刺、插管，将射频消融导管前端送至心脏内特定部位，利用射频电流在局部产生阻抗性热效应，使病变部位产生可控性的局部组织凝固性坏死而达到治疗快速心律失常的目的。

二、射频消融术的适应证有哪些？

1. 非典型房扑，发作频繁、心室率不易控制者。

2. 不适当的窦性心动过速合并心动过速心肌病。

3. 手术切口折返性房速反复发作者。

4. 有威胁生命的快速心律失常，如预激综合征合并心室率极快的心房颤动、特发性室性心动过速等。

5. 对药物不能控制心室率的快速房性心律失常包括房性心动过速、Ⅰ型或Ⅱ型心房扑动，尤其是心脏逐渐增大或心力衰竭难以控制时。

6. 慢性房颤合并快速心室率且药物控制不好、合并心动过速心肌病者进行房室交界区消融。

三、射频消融术的禁忌证有哪些？

1. 显性预激无心动过速、无症状者。

2. 射频消融术对妊娠中的女性是绝对禁忌的（因为放射性可能对胎儿有害）。对于快速心律失常发作不频繁、心律失常发作无明显临床症状、心律失常易于用刺激迷走神经手法或药物终止者，应结合具体情况而定。

3. 频发室性期前收缩，症状不严重，不影响生活、工作和学习。

4. 心肌梗死后室速，发作时心率不快并且药物可预防发作者。

5. 全是衰竭伴严重心功能不全者。

四、射频消融术前及术中护理重点有哪些？

术前停用抗心律失常药物至少2周，向病人讲解停用的目的及意义，观察心律失常的形态和规律，仔细比较心律失常的形态，便于和术后心电图比较。术前3天口服阿司匹林抗血小板。病人对射频消融缺乏知识而易产生精神紧张、恐惧不安情绪，护士应针对病人的焦虑和顾虑进行相应的讲解。术前备齐异丙肾上腺素、阿托品等药物及包括抗心律失常药物在内的各种抢救药物，备好心电监护、射频发生器除、除颤仪、吸引器及气管插管等设备。术中观察患者心电、血压；及时发现并协助医生抢救。

五、射频消融术术后护理的重点有哪些？

1. 术后持续心电监护，密切观察患者的心电、血压、体温、脉搏、呼吸等，注意有无房室传导阻滞、室性心动过速、房颤等心律失常。经常询问患者有无心慌、气急、胸痛等症状，发现异常及时报告医生并积极抢救。注意穿刺处部位有无渗血、血肿，术侧肢体血运情况、皮温、颜色是否正常，预防感染，注意体温的变化，防止心内膜炎的发生，术后遵医嘱与抗生素静脉滴注 3～7 天。对于年老体弱患者，注意体液的补充，可有效预防低血容量性休克。

2. 并发症的观察：

（1）急性心脏压塞：在消融术中最多见，是因术中导管机械性刺激导致心脏破裂而导致，患者表现为烦躁、淡漠、面色苍白、血压降低，透视可见心影增大，严重者发生意识丧失和呼吸心跳停止，立即行心包穿刺引流术，病情稳定后可撤除引流管。

（2）房室传导阻滞：房室传导阻滞的发生率可高达 10%，严重者需要永久置入心脏起搏器。改用慢径消融改良房室后，放电时密切观察监护体表和心内心电图，如发生连发的快速交界性心律时，及时在 5 秒内终止放电，可降低房室传导阻滞的发生率。

（3）肺动脉栓塞：常发生在解除卧位开始活动时，栓塞范围小者症状轻、恢复快，大的栓塞很快导致呼吸心跳停止而丧失抢救的机会。深静脉血栓高危患者，如高龄、静脉曲张、栓塞史、肥胖、长期口服避孕药物者，可常规应用肝素预防血栓的发生。

（4）心房-食管瘘：是房颤消融术中不常见但最严重的并发症。病人表现为术后发生高热、胸痛、白细胞明显增高，发现后立即行开胸修补术。

（5）疼痛的护理：少数患者术中主诉放电时有胸痛或背部疼痛，术后可能出现类似的疼痛。护士应解释发作的诱因，教会患者胸痛时自我护理的方法，如深呼吸、听音乐等转移方法。评估疼痛的性质、范围、持续时间，当评分大于 5 分需要给予药物镇痛，同时观察药物疗效。

（6）一般护理：术后 30 分钟无不适便可进食、水。由于术后 12 小时要求卧床休息，因此避免产气、刺激性食物。术后要适当饮水，一旦发生尿潴留要及时诱导患者排尿或导尿，以免膀胱过度充盈发生意外。

六、射频消融术患者出院后应该掌握哪些知识？

注意休息，劳逸结合，避免重体力劳动，适度活动，维持日常生活自理即可，待心功能恢复后逐渐增加运动量，以保护心脏功能。避免喜怒忧思等精神刺激，以免加重病情，教会患者测量脉搏，并记录，发现异常及时就诊。 严格按医嘱服用药物，口服肠溶阿司匹林 3 个月，防止静脉血栓形成。给予高热量、富含维生素、易消化的饮食，有水肿者宜低盐或无盐饮食，忌刺激食物或药物，避免烟、酒、大量浓茶、咖啡等。出院 3 个月内每两周门诊复查一次，如有不适随时到医院就诊。

第三节 人工心脏起搏术

一、什么是心脏起搏术？

是用人造的脉冲电流刺激心脏，带动心脏搏动的治疗方法。在临床上不仅已广泛应用于心动过缓性心律失常，还用于心动过速的治疗，特别是随着心脏电生理检查技术的深入，促进了导管电销蚀治疗快速性心律失常的开展，所以人工心脏起搏技术已成为心脏病学的一个重要领域。

二、心脏起搏术的作用机制是怎样的？

起搏或传到系统有障碍的心脏，心率极为缓慢，甚至停搏。若此时心脏仍保持兴奋性、传导性及收缩功能，便以人工心脏起搏发出一定形式的微弱脉冲电流，经导线传至电极，电极与心肌接触而使电脉冲刺激心肌，引起心脏兴奋收缩。也就是用人工的异位兴奋灶来替代正常的心脏起搏点，而控制心脏按一定的节律收缩。

三、心脏起搏器的适应证有哪些?

1. 临时起搏器的适应证:

(1)反复阿—斯综合征发作者。

(2)急性心肌梗死。

(3)术后预计有低排血量、低血压或休克、充血性心力衰竭者,可预防性地性房室顺序的临时起搏。

(4)管状动脉造影术、左心室造影术等心导管检查过程中安装临时起搏器。

(5)为已经依赖起搏器患者更换新的永久起搏器时做临时性支持。

(6)已用大量抑制心肌的抗心律失常药物又需电击除颤时,可预先安装临时起搏器,以预防电击后心脏静止。

2. 永久起搏器的适应证:

(1)心脏传导阻滞。

(2)病态窦房结综合征。

(3)心动过缓伴频发期前收缩者。

(4)儿童先天性完全性房室传导阻滞。

(5)程控起搏器治疗顽固性快速心律失常。

(6)三腔起搏器治疗扩张型心肌病充血心力衰竭。

四、心脏起搏术前护理重点有哪些?

术前向家属介绍人工心脏起搏器的有关知识和术中配合指导,以缓解患者紧张情绪。完善各项检查,了解各脏器的功能。术前排空大小便,更换手术衣裤,建立有效的静脉通路,备齐抢救药品。

五、心脏起搏术术后护理的重点有哪些?

1. 术后平卧 12 小时或健侧卧位,逐渐增加活动量。观察穿刺处伤口有无出血情况,注意心律变化。避免伤口感染常规使用抗生素 5~7 天,第 4 天鼓励患者做术侧肢体的关节活动,防止关节僵硬。治疗原发病,纠正电解质紊乱和其他心律失常。

2. 术后并发症的观察重点与要点

(1)严重的心律失常:当电极插入右心室时,因机械刺激引起室性期前收缩或短阵性心动过速,重者可致室颤而死亡。

(2)心肌穿孔:插入电极时使用了硬的导引导丝及操作动作粗暴。

(3)气胸:由于穿刺误入胸腔刺破肺而引起。少量不必处理,若为张力性气胸需立即处理。

(4)伤口血肿的形成:锁骨下静脉穿刺引起出血,电极插入头静脉口结扎不妥而引起出血,出血量多者可引起血肿,必要情况下可在严密消毒下行血肿抽吸,使用抗凝药物的患者尤其小心。

(5)囊袋的感染:常发生于术后 2~4 天,于早期使用抗生素没有完全控制感染有关,感染后局部出现肿胀变硬、触痛、缝线处发红、有波动感。一旦发生及时处理,有积血先处理积血,必要时全身使用抗生素治疗。

(6)膈肌及胸腹肌抽动,可能调整电极或程控起搏器输出能量解决。

六、心脏起搏术术后出院患者应该掌握哪些知识?

患者应随身携带及妥善保管起搏器置入卡,以便治疗。教会患者自己数脉搏,出现脉率比设置频率低 10%或再次出现安装起搏器前的症状应该及时就医。就医时告知本人身上装有人工心脏起搏器,不要随意抚弄起搏器置入的部位,发现该部位有红、肿、热、痛等及时就医。告知患者避免出入高磁场、高电量的场所,远离家用电器及医院的理疗设备,以免干扰起搏功能。避免剧烈运动,避免起搏器的脱落,定期随访,最初半年每个月 1 次,以后每 3~6 个月 2 次,每年摄片一次,主要观察电极有无移位、断裂、心脏穿孔等,洗澡时避免用力搓揉埋藏起搏器处的皮肤。

第四节　二尖瓣狭窄

一、何为二尖瓣狭窄的介入治疗方法?

风湿性心脏病是风湿性炎症过程所致瓣膜损害。其发展常与风湿活动的反复发生有关。包括二尖瓣狭窄、关闭不全、主动脉瓣狭窄、关闭不全。二尖瓣球囊扩张及成形术是治疗风湿性二尖瓣狭窄的新介入治疗方法。它是经外周静脉穿刺、插管，将球囊导管经股静脉、下腔静脉由右心房经房间隔达到二尖瓣区并扩张二尖瓣膜，达到解除或减少左心房血流阻力的目的。绝大多数的二尖瓣狭窄是风湿热的后遗症，极少数为先天性二尖瓣狭窄或老年性二尖瓣环或环下钙化。

二、二尖瓣狭窄的临床表现有哪些?

1. 最早出现的症状为夜间阵发性呼吸困难　严重时端坐呼吸，主要为肺的顺应性降低所致。随着病情发展，日常生活即可出现呼吸困难，当有劳累、情绪激动、呼吸道感染等均可诱发急性肺水肿。

2. 咳嗽　多在夜间睡眠时及劳动后出现，多为干咳，并发支气管炎或肺部感染时，咳黏液样或浓痰。左心房明显扩大压迫支气管亦可引起咳嗽。

3. 咯血　痰中带血或血痰，与支气管炎、肺部感染和肺充血及毛细血管破裂有关，常伴有夜间阵发性呼吸困难，二尖瓣狭窄晚期出血肺梗死时，可咳血痰。大量咯血是由于左心房压力突然增高，以致支气管静脉破裂出血而至。咳粉红色泡沫样痰为肺毛细血管破裂所致，为急性肺水肿的特征。

4. 胸痛　二尖瓣患者常伴有胸痛，由于肥大的右心室壁张力增高，同时心排血量降低致右心室缺血引起。

5. 血栓栓塞　二尖瓣狭窄患者在病程中发生血栓栓塞，其中 80%有心房颤动，栓塞可发生在脑血管、冠状动脉和肾动脉，部分患者可反复发生。

6. 其他症状　左心房扩大和肺动脉扩张压迫左喉返神经会引起声音嘶哑，左心房明显扩大可压迫食管，引起吞咽困难。右心室衰竭时可出现食欲减退、腹胀、恶心等症状。

三、二尖瓣狭窄常见的实验室检查有哪些?

1. X 线　早期常无异常狭窄的表现，轻度的狭窄仅显示左心房扩大，肺部轻度淤血。中度以上狭窄者可显示主动脉弓缩小、肺动脉圆锥突出、左心房扩大和右心室扩大，以及肺门阴影加深和右肺动脉降支增宽，超过正常值 1.4cm 在心脏右缘可见到左、右心房的双重影。

2. 超声心动图检查　明确和量化二尖瓣狭窄程度的可靠方法。M 型示 EF 斜率降低，A 峰消失，后叶向前移动和瓣叶增厚。二维超声心动图可显示狭窄瓣膜的形态和活动度，并测量瓣口面积。典型为舒张期前叶呈圆拱状，后叶活动度减弱，交界处黏连融合，瓣叶增厚和瓣口面积缩小。

3. 右心导管检查　若轻度狭窄，各项压力、阻力读数均轻度增高，心排血量正常。中度狭窄，各项读数为中度上升，心排血量在休息时正常，运动后下降。重度狭窄者各项读数显著升高，心排血量在休息和运动后均减低。

四、二尖瓣狭窄介入治疗的原理在哪里?

常见的球囊扩张术的应用原理是利用向球囊内快速加压充液，通过球囊机械的膨胀力使二尖瓣沿着阻力最小的粘连交界处向瓣环方向裂开，并可压碎瓣叶内小的结节状钙化灶从而使二尖瓣口面积增大。随着瓣口面积的增加，血流动力学发生改变，跨瓣压差、左心房压及肺动脉压均下降，心排血量增加从而改善临床症状和心脏功能。

五、二尖瓣狭窄介入治疗手术的适应证有哪些?

1. 中、重度单纯二尖瓣狭窄，瓣膜无变形、弹性好，无钙化，左心房无血栓。
2. 二尖瓣交界分离手术后再狭窄，合并轻度二尖瓣、主动脉瓣关闭不全。

3. 二尖瓣狭窄伴重度肺动脉高压，外科手术治疗危险大。

六、二尖瓣狭窄介入治疗手术的禁忌证有哪些？

1. 半年内有体循环栓塞史或左心房内有血栓，长期房颤服用抗凝药物不足6周。

2. 严重的心律失常，心功能不全。

3. 瓣叶明显僵硬、变形、严重钙化。

4. 近期有心内膜炎。

5. 存在房间隔穿刺禁忌证。

七、二尖瓣狭窄介入治疗术的护理重点有哪些？

纠正心力衰竭、改善心功能。术前给予强心、利尿及扩血管治疗，注意水电解质的平衡，维持血清钾浓度在4.0mmol/L以上。控制心律在正常范围，减轻心脏负荷和营养心肌，间断吸氧，增加心肌储备功能，监测反应机体营养状况的指标，必要时静脉补充营养。

八、二尖瓣狭窄介入治疗术后并发症的观察重点及要点是什么？

1. 心脏压塞 症状有烦躁、意识模糊、意识丧失等，体征还包括血压低、心率慢、心影搏动减弱或消失，甚至有呼吸心搏骤停。

2. 心律失常 术中因导管导丝的机械刺激、房间隔穿刺是损伤房室结、球囊扩张时对二尖瓣口的阻塞时间过长或迷走神经张力过高，常伴有一过性室性期前收缩、短暂性室性心动过速、房性期前收缩、房性心动过速、心房颤动，经调整可改善。

3. 体循环栓塞 多由于导管的机械刺激使血管内膜破损或附着在心脏内壁，多数为脑栓塞，其次为肠系膜动脉栓塞、冠状动脉栓塞、脾动脉栓塞，术前应行超声心动图和检查并预防性使用华法林抗凝血治疗。

4. 感染 主要为导管对组织的刺激，引起组织损害所产生的组织致热原引起发热，其次是病原体引发的感染，可使用抗生素预防继发感染。

九、二尖瓣狭窄介入手术患者出院后应该掌握哪些知识？

强调避免增加心脏负荷，防止过度劳累、情绪激动、摄入过多钠盐、便秘等。如出现呼吸困难、咯血、下肢水肿立即就诊。注意口腔卫生，避免上呼吸道感染，心房颤动术后坚持服用抗凝药物，防止心壁血栓形成，导致动脉系统栓塞。教会患者自己测量生命体征，尤其是脉搏。坚持随访，在医生的指导下调整用药剂量，加强用药指导，不可擅自停药或增减药物。

第五章　神经介入治疗护理

第一节　全脑血管造影

一、什么是全脑血管造影?

脑血管造影术是指将含碘造影剂注入颈内动脉、椎动脉或股动脉内，经连续X线摄片记录造影剂随血液循环进入脑内的不同时间、行进和分布，使血管显影，了解脑血管本身的形态和病变以及病变的性质和范围来诊断脑血管病的方法。

二、全脑血管造影术前心理护理有哪些?

术前心理护理：由于患者缺乏相关疾病医学知识，惧怕手术易引起不良心理反应，主要表现为紧张、焦虑和恐惧，甚至可出现失眠等。护理人员应与患者及家属进行及时沟通，了解其心理状态；耐心解答患者及家属提出的有关问题，重点解释手术的必要性，手术过程和方法、术中术后可能出现的并发症及处理方法，术中注意事项，使患者有充分的心理准备，消除患者及家属的顾虑，以取得良好的配合。

三、全脑血管造影术中配合及护理注意事项?

由于采用局部麻醉，患者在完全清醒的状态下手术，术中有一定痛苦，易产生顾虑和恐惧心理，影响造影效果。护理人员应随时观察患者表情，主动询问患者有无不适，与患者及时交流，以分散其注意力，给予心理支持，使手术顺利进行。助患者平卧于手术台上，将颈部稍垫高，不转动头部，用约束带妥善固定四肢，充分暴露穿刺部位，保持呼吸道通畅，持续低流量吸氧，心电监护。术中严格执行无菌技术操作，配合医生进行穿刺部位的常规消毒，用2%利多卡因做局部麻醉，保证造影顺利进行。手术后拔管局部伤口垂直压迫15分钟后无菌敷料包扎，弹力胶带固定，沙袋压迫6小时，术侧肢体伸直制动24小时后方能下床活动。术中监护严密观察患者生命体征、意识、瞳孔、语言及肢体活动情况，及时了解患者术中症状和体征，预防术中并发症。注入造影剂后，若患者出现呕吐、面色苍白、血压下降、呼吸急促，提示药物过敏，应立即停止注射，如出现肢体运动障碍，提示可能由于导管造影剂等对血管刺激引起血管痉挛，配合医生给予紧急处理。当患者出现意识障碍、语言活动障碍，可给予罂粟碱对症处理。因在导管及导丝推送过程中及支架释放中可刺激颈动脉血管发生血管痉挛，造成脑缺血、缺氧，刺激颈动脉窦而致迷走神经兴奋出现心动过缓、血压下降；可能撕裂血管内膜和斑块使栓子脱落而发生脑梗死等严重并发症。

四、全脑血管造影术后护理注意事项?

1. 术后严密观察患者生命体征、意识、瞳孔、语言及肢体活动等变化并记录。发生异常情况，及时报告医生处理。

2. 术后指导并帮助患者24小时时期间每2小时按摩一侧肢体，防止静脉血栓形成，对侧肢体可自主活动，并按摩腰背部肌肉减轻长期卧床的不适。

3. 观察穿刺部位有无血肿和肿胀及肢体远端足背动脉的波动情况，皮肤颜色、温度和感觉情况。如出现搏动减弱或消失，皮肤发绀，皮温降低，肢体发麻等，可能由于血栓形成而导致下肢缺血性坏死，也可能由于包扎过紧、沙袋重量大压迫影响血液循环所致，应及时处理，放松绷带，以防造成肢体坏死。

4. 指导患者多饮水以促进造影剂的排泄，4小时内饮水1000ml，24小时总量达2500ml。术后4小时给予低盐、低脂肪、易消化、不含高维生素K的饮食。

5. 术后按医嘱常规应用抗生素3天，预防感染发生，同时加强营养，以增强抵抗力。

6. 持续心电监护 24 小时，严密观察患者神志、瞳孔、尿量及生命体征变化。如出现脉搏慢要观察患者有无颅内出血的发生，如出现脉搏慢而尿量减少，警惕有无急性肾功能不全，一旦出现应及时报告医生，并做相应处理。

7. 注意观察患者皮肤、黏膜有无出血及大便颜色，穿刺局部有无渗血、血肿及全身情况。及时发现情况及时处理。穿刺部位的渗血给予沙袋加压包扎后渗血可以停止。各项穿刺后按压时间延长。

五、全脑血管造影术后并发症的观察有哪些？

1. 穿刺部位血肿 是血管内穿刺插管最常见的合并证，发生穿刺点血肿可能是多种因素作用的结果，术中、术后常规使用抗凝药物极易产生出血，穿刺位置不当，使用止血器操作不熟练，压迫止血力度不够，术后在床上随意变换体位，咳嗽剧烈、打喷嚏、便秘等使腹压增加。应在拔出动脉鞘管后用手按压穿刺点 15～30 分钟，沙袋加压包扎穿刺部位 12 小时，密切观察局部敷料包扎情况，有无渗血和血肿。对于小的血肿可以不予处理，几天后可消退，大的血肿 24 小时后给予热敷，如有压迫神经症状应手术切开或减压止血。

2. 血管痉挛 是由于颈内动脉对机械性操作较为敏感，易发生脑血管痉挛，血管痉挛可引起远端血流动力学呈低血流状态改变，导致远端缺血症状，患者可表现为头痛、偏瘫，甚至意识障碍等变化。术后应密切观察患者头疼头晕症状，判断是否有脑血管痉挛的发生。也可预防性使用尼莫地平以有效防治脑血管痉挛。通常尼莫地平 1 mg/h，微泵推注 24 小时维持，用药过程中密切监测血压变化。对脑血管痉挛的患者应密切观察生命体征的变化，若患者出现持续性头痛，烦躁易怒、焦虑不安、心慌、气短、恐惧等症状应及时通知医生，给予对症处理。

3. 假性动脉瘤 造影过程中如动脉管壁被撕裂或穿破，血液自破口流出而被主动脉邻近的组织包裹而形成血肿，可形成假性动脉瘤。临床表现为腹股沟处疼痛或烧灼感，局部肿胀、淤斑、出现波动性包块伴有杂音。压迫股动脉是预防假性动脉瘤有效措施，在穿刺点上方 1.5～2cm 处用手按压 20 分钟，加压包扎 24～48 小时，术后嘱患者术侧肢体制动 24 小时，注意观察术后有无渗血、血肿、皮肤颜色及足背动脉波动情况。假性动脉瘤的护理中应注意观察包块大小、局部瘀斑范围的变化，监测双侧足背动脉的搏动情况，继续患肢制动，持续地给予 2kg 沙袋压迫，假性动脉瘤消退后方可下床活动。

4. 尿潴留 多由脑血管造影术后患者体位改变，生理和心理上无法适应，精神紧张等造成的。表现为腹胀，烦躁不安，血压增高，不愿多饮水等，不仅容易引起穿刺点出血，也不利于造影剂的排泄，血压波动还可引起更严重的并发症。对所有造影患者进行术前排尿训练，能够有效预防术后发生尿潴留。所以，术前讲解床上排尿训练对预防术后尿潴留的重要性，并指导练习。术前嘱患者排尿，术后向患者解释多饮水，以促进造影剂排泄，减少对肾脏的损坏，并可促进排尿反射。发生尿潴留的患者通过变化体位、热敷、按摩下腹部诱导排尿反射，无效则采取导尿术。

第二节 颅内动静脉畸形

一、什么是颅内动静脉畸形？

颅内动静脉畸形（AVM）是一簇结构变异的动脉和静脉交错缠绕在一起的血管团，这种异常的结构可导致颅内出血或无症状的隐性出血及盗血等，进而引起一系列的脑功能障碍。血管内栓塞治疗因其微创性、疗效肯定、缩短住院时间而逐渐被临床肯定，但作为一种治疗方法也有各种类型的并发症，有些可能会导致严重脑功能障碍，甚至造成患者死亡。为了保证良好的预后，护理人员要采取措施预防并发症的发生。

二、颅内动静脉畸形介入治疗的方法是怎样的？

患者在全身麻醉下畸形团较小者可局麻采用 Seldinger 技术，穿刺右股动脉置入 6F 导管鞘先行全脑血管造影了解 AVM 的位置、大小、供血动脉、引流静脉及血流动力学等情况。全身肝素化后在微导丝导引下送入微导管 Road ap 指引下将微导管选择性插入畸形血管团的主要供血动脉造影，证实无正常侧支血管存在并确认微导管顶端在AVM的最佳位置后缓慢注20%氰基丙烯酸正丁酯胶或Onyx液体栓塞剂（次乙烯醇异分子聚合物/二甲基亚砜及钽粉微粒的混悬液）进行栓塞。

三、颅内动静脉畸形术后并发症的观察及护理有哪些?

1. 颅内出血 原因AVM栓塞术后最严重的并发症是颅内出血约占11%～12%，临床表现为头痛、恶心、呕吐等颅内压增高的症状。发生颅内出血的主要原因有术中微导管或导丝刺破畸形的血管团、微导管黏连后牵拉导致畸形团出血；术后正常脑血流灌注压突破（NPPB）的存在当动静脉循环时间越短盗血现象越严重。脑出血越容易发生；某些畸形血管团行部分栓塞术残留的畸形血管团在内压增高时可出现颅内出血。常见诱因有情绪骤然波动、精神紧张、排便困难、烦躁不安等。预防护理：术前向患者详细讲解栓塞术的过程，术中、术后可能出现的不舒适及应对措施，使患者提高对治疗的信心。术后早期指导患者尽量卧床休息，为患者营造安静、舒适的休养环境，教会患者床上排便，并解释其必要性；告知患者过度激动及紧张可能带来的不良后果，根据患者喜好选择听音乐、聊天等方式，使其保持良好、稳定的心理状态；在病情允许的情况下鼓励患者多饮水，进食易消化、清淡饮食。保持排便通畅，对于便秘患者可使用缓泻剂。如开塞露、番泻叶、麻仁软胶囊等。对小便排泄不畅者协助排尿，必要时留置导尿；告知患者避免过量活动、剧烈咳嗽、打喷嚏等使颅内压骤然升高的因素。每30～60分钟观察患者意识、瞳孔、生命体征及肢体活动等情况。注意有无头痛、恶心、呕吐等颅内压增高的症状。一旦出现颅内出血征象，立即报告医生，紧急行头颅CT扫描并做好开颅手术准备。

2. 脑血管痉挛 脑血管痉挛是AVM栓塞术后最常见的并发症，临床表现为意识改变、失语、一侧肢体功能障碍等。多为暂时性的不良反应，多数学者认为微导管和栓塞剂对血管壁的刺激是脑血管痉挛的重要原因，而脑血管痉挛可使血流速度减慢、血液黏稠度增加，加之血管内皮损伤。易导致血栓形成，因此应尽量避免脑血管痉挛的发生；手术者操作不熟练，增加了血管受刺激的概率；导管在血管内使该动脉血流减少、控制性低血压过早及时间过长等可使脑血管循环量及颅内毛细血管灌注不足；对于较小的AVM患者在局麻下进行治疗，如手术时间过长、患者精神高度紧张亦可诱发脑血管痉挛的发生。预防护理：术前对患者进行栓塞相关知识的宣教，加强心理护理。消除患者的紧张情绪；指导局麻患者术中放松心情，必要时遵医嘱予苯巴比妥术前30分钟肌内注射；血压变化可引起脑灌注量改变从而诱发脑血管痉挛。因此，术中及术后严密监测血压；术后遵医嘱用抗血管痉挛药物尼莫地平3天能明显减少患者此类并发症所致脑损害的发生，使用时用微量泵严格控制滴速。一般控制在4～6ml/h并注意监测心率、血压，观察患者有无胸闷、面色潮红、血压下降、心率减慢、头痛等不良反应，并根据病情需要调整推注速度。严格交接班；术后监测病情变化发现患者意识改变、轻瘫、失语倾向立即报告医生。

3. 缺血性脑神经功能障碍 患者术后可能出现原有脑神经功能障碍加重或出现新的神经功能障碍表现，如意识改变、肢体偏瘫、偏身感觉障碍、视野缺损、失语等。多系正常血管误栓或脑血管痉挛所致，也可由于插管过程中脑血栓形成造成了脑梗死预防护理。术后严密观察患者意识、言语、感觉、视力、肢体活动等情况，并与术前对比分析，及早发现功能异常。术后指导患者保持平卧位，穿刺侧下肢制动24小时，向患者及家属解释此举的重要性，以取得配合。制动期间严密观察穿刺点有无渗血，肿胀和双下肢皮肤温度、颜色及足背动脉搏动情况。同时进行适当的足踝和足趾活动，防止下肢深静脉血栓形成。同时做好交接班，24 小时后可床边活动，动作应缓慢，不可突然用力术后1周内避免剧烈运动，防止创口再出血。

第三节 脑动脉狭窄

一、脑动脉狭窄形成的原因及介入治疗方法是怎样的?

脑动脉狭窄是引起缺血性卒中的一个重要原因。随着神经影像学技术硬件和软件的快速发展，MR血管造影（MRA）、CT血管造影（CTA）、经颅多普勒（TCD）等无创性检查已广泛应用脑血管病的诊断。并获得了高质量的影像信息。但传统的治疗手段对于重度脑缺血的患者效果并不令人满意。介入治疗因其具有微创性、可重复性、定位准确、并发症低等特点，越来越广泛应用于脑血管病的治疗中。脑动脉支架成型术是目前治疗脑动脉狭窄的一项新技术，为血管狭窄性短暂性脑缺血发作（TIA）患者提供了最快、最有效的治疗方法。

二、脑动脉狭窄介入治疗方法的认识是怎样的？

颈内动脉狭窄均选用局部麻醉，颅内动脉和椎基底动脉狭窄均在全麻下进行。麻醉成功后行股动脉穿刺置入 6～8 F 动脉鞘，在 0.89mm 的超滑亲水导丝引导下跟进导管先行全脑血管造影后确定靶血管。再更换导引导管上至病变血管，颈内动脉狭窄治疗时先放置过滤保护伞，然后根据病变血管狭窄的程度和范围选择适当的支架。颅内和椎基底狭窄治疗时，先将微导丝小心通过狭窄的血管段，选择比放置支架略小的球囊进行预扩，最后将支架放置狭窄部位，造影证实狭窄血流通畅后，撤出保护伞和导引导管。

三、脑动脉狭窄介入治疗术前护理有哪些？

术前 3 天口服氯吡格雷 75 mg/d 或肠溶阿司匹林 300mg/d 抗血小板治疗。术前 2 天常规腹股沟备皮，术前 6 小时禁食水。术前 2 小时在插管的对侧肢体建立留置针，遵医嘱给予尼膜同经微量泵泵入 3 ml/h。术前 30 分钟按医嘱给予 100mg 苯巴比妥镇静。心理护理也尤其重要，数字减影血管造影和介入治疗对患者都是陌生的字眼，病区责任护士首先要向患者介绍病区情况，使患者尽快适应周围环境。手术室护士要耐心解释手术的过程和细节，让患者有充分的思想准备，解除思想顾虑。缓解心理压力，并保证患者有充足的睡眠；体位训练和生活技能培训，告知患者的介入时的体位，造影时患者必须保持不动，切忌做吞咽动作，否则会影响到成像的清晰度，教会患者术中配合造影的呼吸方法，术前 1～2 天指导患者练习床上排便、进食、饮水、伸髋平卧位及翻身训练，预先告知患者这些情况能消除患者的恐惧心理，使患者更默契地配合，以最佳的心态接受治疗，以预防和减少并发症的发生。

四、脑动脉狭窄介入治疗术中护理有哪些？

手术开始后要严密观察患者的生命体征。建立连续心电图、氧饱和度监测及间歇性自动血压监测设置，并备好氧气、负压吸引装置，严密观察血压及时调整尼膜同的滴数，使其血压控制在 60～100mmHg：术中全身肝素化，导管插入血管后，加压输液袋给予持续生理盐水输入，输液压力一般为 250。术中如出现血管痉挛给予 30mg 罂粟碱解痉；术中要经常观察患者静脉通道是否通畅，尤其注意观察加压输液袋有无滴空，高压注射器造影剂的量等。

五、脑动脉狭窄介入治疗术后护理有哪些？

1. 股动脉穿刺点的护理 动脉鞘拔除后常规压迫 30 分钟。1kg 沙袋穿刺部位压迫 6～8 小时，右下肢伸直位 6 小时，重点观察穿刺部位有无出血和渗血，腹股沟区域有无发绀或肿胀，穿刺侧肢体皮肤温度、色泽及足背动脉搏动情况，发现异常及时报告医师处理，并做好记录。

2. 密切观察生命体征 注意患者的意识、瞳孔的变化。进行 24～48 小时监护。持续心电、血压、血氧浓饱和度监测，全面、连续、动态观察其神经系统的症状和体征，防止并发症的发生。

3. 观察有无过度灌注综合征 脑动脉支架置入后，由于原来狭窄的血管突然扩张，颅内血流量明显增多，导致脑过度灌注。临床表现为头痛、头胀、恶心、呕吐、癫痫、意识障碍。严重者可发生同侧脑出血，故术中和术后血压控制在较低水平，防止过度灌注。

4. 球囊扩张 支架置入时动脉血流被短时间阻断，患者可能出现暂时意识模糊、躁动等脑缺氧症状，此时，护士应守护患者，提前备好镇静剂。在解除阻断后可恢复，不能缓解者遵医嘱及时准确用药。

5. 并发症预防 支架置入血管开通后造成的瞬时高血流量可导致患者脑水肿、头痛甚至出血。故需严密观察患者血压、心率变化以及神经精神症状的变化。护士应及时按医嘱给予降血压药应用，避免因脑动脉血流增加导致脑过度灌注。术中各种器械对血管的刺激会诱发血管痉挛和斑块脱落造成栓塞，术中严格肝素化，保持同轴系统肝素生理盐水的持续滴注。

第四节　急性脑梗死

一、什么是急性脑梗死？

急性脑梗死是临床常见的脑血管疾病，具有较高的致残率和死亡率。在发病早期及时行溶栓治疗可使闭塞的血管再通，减轻脑组织局部缺血缺氧状态，改善患者的预后。超早期溶栓治疗已成为急性脑梗死的标准治疗方法。在溶栓治疗期间的护理配合对保证溶栓治疗效果十分重要。近年来的研究表明，脑梗死有效治疗的关键在于发病后3～6小时内的早期溶栓，尤其3小时以内的超早期溶栓治疗更为重要。

二、急性脑梗死心理护理干预需要注意的内容有哪些？

急性脑梗死起病急且有功能障碍，患者可产生焦虑、恐惧等情绪。在护理过程中，要和患者进行亲切交流，让患者了解脑梗死的发生原因、治疗过程、溶栓治疗的目的和意义、溶栓治疗的注意事项等，消除患者对疾病相关知识的误解，缓解患者焦虑恐惧情绪，建立战胜疾病的信心。嘱患者摄入低脂低盐饮食，多摄入新鲜蔬菜。而合并有糖尿病的患者，要给予低糖饮食等。不能进食的患者，可给予鼻饲流质饮食。护理过程中，嘱患者保持大便通畅，避免便秘发生。

三、急性脑梗死溶栓期间护理干预有哪些？

在溶栓前2小时做好血常规、血型、血糖、凝血四项等相关检查，观察患者皮肤黏膜、口腔等部位是否有出血倾向。如果有出血倾向，及时报告临床医生，停止行静脉溶栓治疗，并进行积极处理。在溶栓治疗过程中，护理人员要密切观察患者血压改变情况，同时注意观察患者瞳孔、肢体肌力、语言等改善情况。根据患者症状改善情况，了解病情进展情况，同时观察溶栓的治疗效果。严密观察患者生命体征和病情的变化，观察有无球结膜、牙龈出血、皮肤紫斑、消化道出血等症状。溶栓治疗5天内每天检测凝血酶原时间、血小板、纤维蛋白原等凝血指标。密切观察体温的变化。发热者在头部、腹股沟、腋窝等部位放置冰袋。冰袋以干毛巾包裹，以防冻伤。指导家属多喂服温水，勤擦洗，勤换衣，并注意保暖。保持气道通畅，如发生痰液堵塞时及时吸痰。如出现双侧瞳孔不等大、向一侧凝视等异常情况提示病情发生变化，及时报告医生处理。在开始溶栓治疗后24小时内，尽量避免静脉穿刺、导尿等损伤性操作，以免发生出血。

四、急性脑梗死溶栓治疗开始后注意哪些方面？

每2小时帮助患者进行1次翻身、叩背，对不能自主翻身者使用气垫床。指导家属定期帮助患者擦身、更换内衣裤、按摩受压部位，以防发生压疮和褥疮 。加强饮食护理，以高蛋白、高维生素、清淡、易消化饮食为主。对吞咽功能轻度障碍者以半流质饮食为主，嘱患者少量、缓慢进食、饮水，以防发生呛咳。对严重吞咽功能障碍者进行鼻饲饮食，放置鼻饲管后妥善固定，定期更换胃管。每次进食前后均采用50ml温水冲管，以防胃管堵塞。喂食前抽吸胃内容物，如发现咖啡色或鲜血，或大便颜色是黑色时考虑发生消化道出血，应暂停鼻饲饮食，并积极进行止血治疗。每天进行2次口腔护理，防止因口腔感染而引起呼吸道感染

五、急性脑梗死并发症的护理干预有哪些？

脑梗死溶栓后并发症包括肺部感染、泌尿系感染、下肢深静脉血栓形成术后应尽可能采用侧卧位或仰卧位，在平卧时保持头偏向一侧，以利于呼吸道分泌物的引流、排出；定期做口腔及鼻腔的清洁护理；每2小时翻身拍背1次，由下至上，以利于肺泡扩张，促进分泌物的排出。术后尽早训练患者主动运动，增强自身抵抗力，保持局部干燥，勤换衣裤，减少并发症的发生。其次要保持会阴部清洁、干燥，清洗会阴部至少每天2次，每次大小便后要及时清洗。经常被动或主动活动患肢，进行患肢按摩，改善或促进静脉回流。补充足够的液体，防止血液过于黏稠，预防性小剂量肝素治疗。卧床休息1～2周，避免活动和用力排便。

第六章 大血管内介入治疗护理

第一节 胸-腹主动脉瘤

一、什么是胸-腹主动脉瘤?

胸腹主动脉瘤是由于各种原因造成血管壁的不可逆性病变，使主动脉血管壁全层向外膨出，扩张的主动脉直径超过正常主动脉直径的1.5倍时称为主动脉瘤。

二、胸-腹主动脉瘤病因有哪些?

动脉粥样硬化、囊性中层坏死或退行性病变、外伤性动脉瘤、感染、遗传因素（马方综合征）、梅毒性主动脉瘤。

三、胸-腹主动脉瘤的临床表现有哪些?

在病程早期多无症状，瘤体增大到一定程度时，可出现突发性、撕裂样、刀割样剧痛，可有血栓脱落造成的动脉栓塞表现。升、弓部动脉瘤的疼痛部位多位于前胸部；降主动脉瘤的疼痛部位多位于背部肩胛间区；腹主动脉瘤表现为腹痛、腰背部疼痛，可在脐周或中上腹部有搏动性肿块。瘤体破裂时除突发剧痛外，常伴有高血压和心动过速，面色潮红、烦躁不安、大汗淋漓等休克表现，随着夹层累及范围扩大，导致相应器官及组织缺血。瘤体压迫气管或支气管，可出现咳嗽、呼吸困难；压迫喉返神经可出现声音嘶哑；压迫食管可出现吞咽困难；压迫胃肠道可表现为上腹胀满不适；压迫肾盂、输尿管，可出现泌尿系统梗阻症状；压迫下腔静脉，可引起双下肢深静脉血栓形成；压迫胆管，可导致梗阻性黄疸。

四、胸-腹主动脉瘤术前护理有哪些?

1. 生活护理 患者绝对卧床休息，禁止做增加胸腔压力及腹压的动作，如用力咳嗽、用力排便、做屈髋动作等。

2. 饮食护理 饮食以低盐低脂的食物为主，新鲜的蔬菜和水果可多食用，戒烟戒酒，以少量多餐为原则，并保证营养的充分摄入。

3. 心理护理 向患者介绍临床采用的腹主动脉瘤治疗方法、手术成功治疗的例子以及手术后可能表现出的相关并发症，以取得患者的积极配合。

4. 用药护理 主动脉瘤患者大多合并高血压，合理使用降压药治疗，若口服降压药物治疗效果不佳时，可使用静脉给药，常用的有硝普钠、亚宁定、合贝爽等。尽可能使血压维持在130/80mmHg左右。

五、介入手术治疗胸-腹主动脉瘤的适应证和禁忌证有哪些?

1. 适应证

（1）近端瘤颈（距左锁骨下动脉开口）至少15～25cm。

（2）远端瘤颈（距腹腔动脉开口）至少15～25cm。

（3）主动脉和盆部脉管系统都没有严重迂曲、钙化和动脉硬化斑块负荷。

（4）近端和远端的瘤颈的横径在已有支架型号之内。

2. 禁忌证

（1）瘤体位置和形态不适于腔内隔绝术治疗，如升主动脉瘤、病变范围广泛的胸腹主动脉瘤。

（2）导入通路病变使腔内隔绝术难以完成，如腹主动脉硬化闭塞、扭曲，导丝、导管无法通过。

（3）合并恶性肿瘤或其他疾病，如严重肾衰竭、严重凝血功能障碍等，预期寿命不超过一年者。

六、介入手术治疗胸-腹主动脉瘤如何进行术后观察和护理？

1. 桡动脉手术穿刺口应用桡动脉压迫器加压，每2小时放气2ml，6小时后撤除桡动脉压迫器。股动脉穿刺口应用弹力绷带加压包扎，1kg沙袋加压6小时，肢体制动6小时，弹力绷带24小时后撤除，卧床24小时。观察患者伤口是否出现渗血及血肿，如有，应立即再次加压，加长压迫时间；观察桡动脉、足背动脉搏动是否正常，肢端皮温及颜色是否正常，询问患者末端肢体是否有麻木感，感知觉是否正常，如有异常，立即报告医生。

2. 严密监测生命体征变化，特别要注意血压变化，遵医嘱使用降压药，控制血压90～140mmHg/60～90mmHg。

3. 术中应用大量肝素，术后常规应用低分子肝素抗凝治疗。大剂量应用肝素容易导致穿刺处出血、牙龈出血、鼻黏膜出血 及消化道出血等，甚至是穿刺部位皮下血肿。对于凝血时间延长的患者，应及时停用肝素，观察易发出血部位有无出血情况，还应留取患者的大便标本，监测消化道出血情况。

4. 应鼓励患者多饮水，稀释造影剂的浓度，促使造影剂尽快排出。观察并记录尿量、性质、颜色；及时评估患者的排尿情况，对术后排尿困难、尿潴留的患者给予留置导尿，尿少的患者及时给予利尿剂。

七、高血压对胸-腹主动脉瘤有什么影响？

主动脉夹层患者大多合并患有高血压，高血压会增加主动脉壁应力，加快中层坏死发展，故高血压是主动脉夹层最重要的危险因素之一。围手术期控制血压是治疗的重点，将血压控制在适宜的水平不仅能够缓解患者的疼痛，还能有效防止主动脉夹层破裂。血压过高会加速动脉内膜的剥离，造成主动脉夹层破裂，出现大出血。如血压降得过低，可影响重要脏器（冠脉、肾脏）的血液供应而出现休克，故血压应维持在理想范围（100～130/60～90mmHg）。

八、使用硝普钠的护理注意事项有哪些？

遵医嘱应用硝普钠，由外周静脉或经外周穿刺中心静脉置管（简称 PICC）泵入，起始剂量由16.7μg/min开始，根据血压情况逐渐调整，血压控制不良者可逐渐加量至266.67μg/min。对于难治性高血压患者，应用硝普钠效果不明显时，可采取联合用药：加用α受体阻滞剂（如亚宁定，起始剂量由100μg/min，逐渐加量至416.67μg/min；或钙离子阻滞剂（如合贝爽，起始剂量100μg/min，逐渐加量至333.33μg/min）。硝普钠需避光使用，现配现用，用微量泵持续泵入，配制后4小时内使用；一般应用时间为3～5天，期间应观察患者有无恶心、呕吐、头痛、精神错乱、震颤、嗜睡、昏迷等不良反应，警惕硝普钠导致的氰化物中毒现象。硝普钠降压效果非常直观及时，停用5分钟左右作用即消失，所以使用过程中不能随意停止，更换药物时要迅速、准确。高血压患者应谨慎、缓慢降压。迅速降压可导致患者的脏器供血不足，如脑供血减少时出现头晕、头痛，肾脏供血减少时则出现少尿。

九、疼痛评估对胸-腹主动脉瘤患者的意义是什么？

患者疼痛的同时可导致血压升高，增加瘤体破裂的危险，若疼痛突然加剧，面色苍白、四肢湿冷、血压下降、脉搏细速，应考虑为动脉瘤破裂，立即通知医生，备好急救物品，建立静脉通路，给予氧气吸入，配合抢救。护理要点：保持病室环境清洁、安静、舒适，减少刺激。判断疼痛的性质、持续时间、部位，遵医嘱应用止痛药。

十、胸-腹主动脉瘤介入手术后常见并发症的观察和护理重点有哪些？

1. 移植物综合征　术后出现低热、白细胞计数及炎症反应标志物升高。体温小于38.5℃时给予物理降温，超过38.5℃时药物降温。遵医嘱使用抗生素预防感染。

2. 内漏　内漏是动脉血流持续进入支架人工血管外的动脉瘤腔内，是腔内修复术后最常见的特有并发症以及术后动脉瘤破裂的最常见原因。

3. 支架移位　因操作定位不准确或主动脉严重迂曲所致。

4. 截瘫 发生率虽不高，但却是术后严重并发症之一。其主要原因与脊髓根大动脉的位置有关，当支架覆盖了该血管或者该血管术后发生血栓栓塞就有发生截瘫的可能。

5. 出血 由于右侧股动脉通常是经外科缝合止血，左肱动脉穿刺口则是加压包扎止血，加上术后血压的波动，或需采用抗凝、祛聚治疗，术后很容易引起出血和假性动脉瘤形成。因此应了解术中出血情况，观察患者是否有贫血貌，皮肤、黏膜、牙龈有无出血点，左肱动脉穿刺口及股动脉切开缝合处的渗血情况，有无血肿与淤斑情况等，尤其是有无活动性出血，发现异常及时报告医生处理。

6. 下肢动脉栓塞 主动脉夹层常合并动脉粥样硬化及附壁血栓，手术操作可能会导致肢体动脉栓塞，因此术后每 2 小时观察 1 次双侧足背动脉搏动，双下肢皮温、感觉、色泽，并记录。应在术前了解患者的足背动脉搏动情况，以便术后对比观察。

十一、胸腹主动脉瘤患者出院应如何健康宣教?

护理人员要及时主动向患者进行知识宣教，提高患者对医疗护理的依从性。告知患者应戒除烟酒，少食多餐，进食低盐、低脂、低胆固醇、易消化食物，定时排便，保持大便通畅，患者出院后需长期坚持服药，有效的控制血压，不擅自调整药量。患者应定期复查，如果出现胸、腹、腰痛症状则需要及时就诊。

第二节　主动脉夹层

一、什么是主动脉夹层?

主动脉夹层（AD）指主动脉腔内的血液通过内膜的破口进入主动脉壁囊样变性的中层而形成夹层血肿，随着血流压力的驱动，逐渐在主动脉中层内扩展，是主动脉中层的解离过程，而非主动脉壁的扩张，有别于主动脉瘤。

二、主动脉夹层如何分型?

主动脉夹层有以下几种分型方法。

1. DeBakey 分型 根据主动脉夹层累及部位，分为 3 种类型。

（1）Ⅰ型：原发破口位于升主动脉或主动脉弓部，夹层累及升主动脉、主动脉弓部、胸主动脉、腹主动脉大部或全部，少数可累及髂总动脉。

（2）Ⅱ型：原发破口位于升主动脉，夹层累及升主动脉，少数可累及部分主动脉弓。

（3）Ⅲ型：原发破口位于左锁骨下动脉开口远端，根据夹层累及范围又分为Ⅲa，Ⅲb。Ⅲa 型：夹层累及胸主动脉。Ⅲb 型：夹层累及胸主动脉、腹主动脉大部或全部。少数Ⅲ型夹层可达髂动脉。

2. Stanford 分型 按主动脉夹层发生的部位、范围及升主动脉是否受累分为 2 种类型。

（1）A 型：夹层累及升主动脉，无论远端范围如何。

（2）B 型：夹层累及左锁骨下动脉开口以远的降主动脉。

三、主动脉夹层常见的病因有哪些?

高血压、结缔组织遗传缺陷疾病（如特纳综合征、埃-当综合征、主动脉瓣二叶畸形及二尖瓣脱垂等患者）、外伤、动脉粥样硬化，此外吸烟、炎症反应、妊娠也可引起此种疾病。

四、主动脉夹层的临床表现是什么?

临床表现为胸背部持续撕裂样、针刺状疼痛及闷胀感，或腹部持续绞痛。胸痛可放射到颈、臂部，给予吗啡类药物亦未能止痛。患者出现剧痛，伴有休克外貌，大汗淋漓，焦虑烦躁，颜面苍白，但血压常不低或增高，提示夹层破裂。

五、介入手术治疗主动脉夹层的适应证和禁忌证是什么?

1. 适应证

（1）原发破口位于降主动脉或距左锁骨下动脉 1cm 以上。

（2）降主动脉破口位于第十胸椎动脉近侧段。

（3）与支架接合的主动脉无明显扩张（直径＞38cm）或动脉粥样硬化。

（4）无严重主动脉瓣反流。

（5）无冠状动脉或头臂动脉缺血。

（6）股动脉和髂动脉的直径和质量可以保证传输系统的进入（最小 18Fr）。

2. 禁忌证

（1）内膜破口与左锁骨下动脉开口小于 1cm。

（2）一支或一支以上主动脉分支来自假腔者。

（3）低位肋间动脉和上部腰动脉供血完全来自假腔或来自真腔供血，但人工血管内支架有阻塞来自真腔供血的这些动脉危险者。

（4）髂动脉严重迂曲，双侧股动脉受夹层累及。

（5）碘过敏者。

（6）凝血机制障碍。

（7）肝肾功能衰竭。

六、介入手术治疗主动脉夹层的术前护理有哪些?

1. 基础护理　予心电监护，密切观察血压、心率、呼吸、血氧饱和度的变化。为避免夹层破裂，需严格制动，绝对卧床休息，限制活动，尽可能在床边完成必要的检查。术前训练患者床上排尿、排便。禁止用力排便、用力咳嗽、突然起身，避免外伤、磕碰，禁止按摩、挤压、热敷腹部、禁烟酒，保持情绪稳定。食易消化的食物，少食多餐，多吃新鲜水果和蔬菜，预防便秘发生。必要时遵医嘱予缓泻剂，避免用力排便而诱发夹层分离加重，甚至破裂猝死。

2. 疼痛的观察和护理　突发剧烈疼痛为发病开始时最常见的症状，护理人员应严密观察疼痛的部位、性质、时间、程度，使用镇痛剂后，观察疼痛是否改善。

3. 血压的观察和护理　术前严密监护血压变化，按医嘱给予降压药，尽可能使血压稳定在 90～130mmHg/60～90mmHg。

4. 心理护理　患者因疼痛剧烈和对病情的不了解，出现烦躁不安、紧张、焦虑等心理。因此要多与患者沟通，针对患者的心理活动进行解释和安慰，取得患者的信任和对治疗的配合，增加其安全感，使其保持乐观心态。

七、介入手术治疗主动脉夹层的术后护理有哪些?

1. 体位与休息　术后绝对卧床 24 小时，在股动脉切开处使用弹力绷带加压包扎，并使用 1kg 沙袋压迫 6 小时，切开股动脉侧肢体保持伸直并制动 6 小时，注意观察穿刺处有无渗血、血肿，注意渗血量的多少，并及时更换敷料，做相应处理。术后 12 小时鼓励患者进行屈膝、踝关节及足趾背屈运动，按摩双下肢大腿及小腿肌肉，以防深静脉血栓的形成。术后第 2 天可下地适量活动，3 周内避免剧烈活动。

2. 观察生命体征　血压不稳定，可造成支架的移位、扭曲甚至主动脉破裂等意外发生。故术后严密观察血液循环系统变化，严格控制血压。持续心电监护，30 分钟测一次血压，并做好记录。术后给予持续低流量吸氧，使血氧饱和度保持在 95%以上。

3. 观察双下肢血运　夹层患者多有动脉硬化或伴发血栓形成，手术后可能发生下肢动脉栓塞，术后每小时监测足背动脉搏动、下肢末梢血流情况、双足的皮温及颜色。如出现皮温下降、动脉搏动减弱或消失、皮肤苍白、下肢疼痛等提示有下肢动脉栓塞的可能，应及时报告医生。如明确诊断，应立即遵医嘱给予抗凝、祛聚、扩血管治疗，必要时手术取栓。

4. 发热护理　发热与介入手术创伤、移植物植入、夹层内血栓形成等有关。护理人员应密切观察患者体温变化，给予头部置冰袋、乙醇擦浴，保持患者皮肤清洁及床单位舒适。做好口腔护理、尿管护理等基础护理，防止引起感染。

第七章　外周血管介入治疗护理

第一节　布加综合征

一、什么是布加综合征?

布加综合征（Budd-Chiari syndrome，BCS）是由肝静脉或其开口以上的下腔静脉阻塞引起的以门静脉高压或门静脉和下腔静脉高压为特征的一组疾病。

二、布加综合征的临床表现是什么?

与阻塞部位、程度、病程长短及肝内外静脉系统的侧支循环代偿有关，主要表现在两个方面：①肝静脉回流障碍引起的肝脏淤血肿大和继发性肝硬化门静脉高压。常见临床症状为上腹部不适，腹胀、肝大、脾大、进行性顽固性腹水、食管静脉曲张、腹壁静脉曲张、黄疸等；②下腔静脉回流障碍引起的下腔静脉高压症候群，症状体征以两侧对称和同时发生为特征。常见临床症状为乏力、活动后心悸、下肢静脉曲张、双下肢肿胀、水肿、色素沉着等、胸腹壁浅静脉曲张，另外在女性可表现为不孕不育，男性可出现阳痿、性欲减退。

三、介入手术治疗布加综合征的适应证和禁忌证是什么?

1. 适应证

（1）多数下腔静脉膜性病变。

（2）部分下腔静脉局限性节段性病变。

（3）介入治疗后再狭窄或再闭塞者。

（4）肝移植术后下腔静脉狭窄者。

2. 禁忌证　腔静脉内存在游离血栓者，是相对禁忌证。

四、介入手术治疗布加综合征的术前护理有哪些?

1. 心理护理　告知介入治疗方法、疗效、术中配合、术后注意事项，减轻患者的焦虑和恐惧，积极配合治疗和护理。

2. 饮食护理　给予患者高蛋白、高热量、低脂、易消化软流食，伴有肝硬化的患者避免进食粗糙、辛辣食物，术前4小时禁食水。

3. 控制和减少腹水形成　术前尽量取平卧位，以增加肝肾血流量；下肢水肿的抬高下肢，高于心脏20～30cm；限制液体和钠的摄入，钠限制在2.0g/d；每日测量并记录腹围和体重。

五、介入手术治疗布加综合征术后护理重点有哪些?

1. 生命体征的观察　密切观察生命体征变化，定时测体温、脉搏、心率、血压、呼吸、观察皮肤黏膜颜色，特别是有无血压的下降、心率增快，如有异常及时报告医生；观察腹部症状，特别是腹腔内出血相关症状与体征，如腹胀加重、腹痛、压痛反跳痛、移动性浊音，如有发生及时报告医生，避免失血性休克产生；注意患者尿量，特别是合并大量腹水患者，准确详细记录出入液体量，如尿量特别大者，提醒医生给予检查电解质，避免电解质紊乱发生。

2. 穿刺部位的观察　观察股静脉穿刺部位有无渗血、出血，血肿等，如有异常，及时给予局部压迫，并及时报告医生；观察颈部穿刺部位有无上述表现，患者有无气管压迫症状如呼吸困难、呼吸急促等，如有发生应立即告知医生，给予急诊处理，避免窒息发生。

3. 保护肝功能，预防肝性脑病　肝静脉型布加综合征患者均有不同程度的肝功能损害，加之手术创伤，术后短时间排尿过多，易发生肝性脑病。术后应继续保肝治疗，密切观察精神神经症状，有无黄疸及肝肾功能变化。定时测定肝功能并检测血氨浓度，采取综合保肝治疗措施，预防肝性脑病的发生。

4. 预防和控制感染　术后体温一般不超过38.5℃，4～5天恢复正常，如体温超过39℃以上持续不退，白细胞数明显增高，提示感染。应及时应用抗生素治疗，避免病情加重。

5. 饮食及用药护理　术后适当补液，营养差的患者可静脉输注葡萄糖、氨基酸、脂肪乳等改善营养。术后患者应进食优质蛋白，少量，多餐，养成规律进食习惯，避免干硬及刺激性食物，以免诱发消化道出血。遵医嘱正确使用低分子肝素以及华法林，做好术后抗凝，避免急性血栓形成以及抗凝剂导致的相关并发症。

六、布加综合征患者介入手术后使用抗凝药物的注意事项是什么？

应严密监测凝血时间，同时鼓励患者早期床上活动，以促进周身血液循环，防止血栓形成。使用抗凝药期间严格监测凝血酶原时间的变化，控制在正常的1.5倍左右，并严格调整药量，经常查看皮下及黏膜有无出血现象，注意观察神志变化，及排泄物的颜色，特别是尿液的颜色，并观察切口处有无肿胀、渗血，发生异常应及时汇报。

七、介入手术治疗布加综合征术后并发症的观察和护理要点是什么？

1. 肺栓塞　多是由于下腔静脉和肝静脉血栓脱落所致。表现为呼吸困难、胸闷、气促、心率加快等症状。立即予以抬高床头、吸氧、地塞米松10mg静脉注射、血管内溶栓治疗。

2. 心功能不全　介入术后回心血量突然增加，使右心负荷加重，可发生心力衰竭。应注意观察心力衰竭的症状及体征，指导患者进低盐、易消化饮食，控制输液的量及速度，遵医嘱予以强心、利尿、扩血管药物治疗。

3. 肝性脑病　与分流量过大、肠内形成的氨基酸等代谢产物经分流道直接进入体循环、蛋白质摄入过多、便秘等因素导致血氨增高有关。观察患者有无烦躁、视物模糊、谵妄、意识恍惚等症状。发现出现肝昏迷前兆，应通知医生及时用药，并嘱家属禁食高蛋白饮食以减少氨的产生。

八、为什么布加综合征患者介入手术术后要减慢输液速度？

右心功能不全多见于年龄较大病人隔膜切除疏通下腔静脉后，大量血液突然进入右心房引起心脏血流动力学急骤变化导致心衰。术中要求破膜时手指退出或开放旁路控制钳时要缓慢，开放时前后要适量应用强心药。术后密切观察生命体征，血压平稳后要及时改半卧位，严格控制输液速度和输液量。心功能不全多在术后一天发生，可在术中和术后适当应用强心药利尿药和扩张血管药。

九、布加综合征患者出院时应做哪些健康教育指导？

指导患者注意休息，避免劳累，禁烟酒，避免粗糙、辛辣、干硬食物，以免损伤食管和胃黏膜，诱发出血；遵医嘱服用抗凝药和保肝药物；按时复查，术后1、3、6、12、24个月各复查1次，了解相应靶血管通道的压力情况。

第二节　下肢深静脉血栓

一、什么是下肢深静脉血栓（DVT）？

深静脉血栓是在某种情况下，血液在深静脉腔内不正常凝集并阻塞静脉管腔，导致下肢静脉血液回流障碍，引起下肢肿胀、疼痛等临床症状。若未及时治疗，将造成不同程度的静脉瓣功能受损，甚至血栓脱落可引起肺栓塞。

二、下肢深静脉血栓常见的病因有哪些？

十九世纪中期，Virchow提出，下肢深静脉血栓形成与血液高凝状态、静脉血流滞缓，静脉壁损伤有关，其中外伤、盆腔或腹部手术、产后卧床者易发生下肢深静脉血栓。

三、下肢深静脉血栓如何分型？各型的临床表现是什么？

根据血栓发生的部位、病程不同分型：

1. 中央型 常发生于髂骨静脉，左侧多于右侧。起病急、患侧髂窝、骨三角区有疼痛和触痛，下肢明显肿胀，浅静脉扩张，皮温及体温增高。

2. 周围型 包括股静脉及小腿深静脉血栓形成。前者主要表现为大腿肿胀疼痛，但下肢肿胀不明显；后者表现为突然出现的小腿剧痛，患者不能踏平着地，行走时症状加重，小腿肿胀并且有深压痛，Homans 征阳性。

3. 混合型 表现为全下肢普遍型肿胀、剧痛、苍白和压痛，常有体温升高和脉搏加快，更严重会导致血供障碍，表现为足背和胫后动脉消失，并出现水疱，皮温明显降低并呈青紫色，进而导致肢体坏死。

四、确诊下肢深静脉血栓需要完善哪些检查？有何意义？

1. 静脉造影

（1）上行性静脉造影：主要显示股静脉由下而上充盈，检查下肢静脉有无阻塞。

（2）下行性静脉造影：需插管显示髂静脉和下腔静脉内有无血栓蔓延，较好。

2. 超声多普勒检查 此法无创，简便，快速反应血栓呈低回声不均质回声及管腔增宽等。

3. CT 血管造影 可显示血栓和侧支血管，可能发现静脉造影未发现的血栓。

4. 放射性核素 肺灌注/肺通气、下肢静脉显像是诊断肺血栓栓塞症和下肢深静脉病变的有效方法。

五、介入手术治疗下肢深静脉血栓的适应证和禁忌证是什么？

1. 适应证 经确诊的 DVT 病人，年龄一般小于或等于 70 岁，血压小于或等于 160/110mmHg，近 14 天内无活动性出血的病人。

2. 禁忌证

（1）严重出血倾向，近期有内脏活动性出血。

（2）颅内出血或颅脑手术史 3 个月之内。

（3）病人自身情况差，有严重并发症。

（4）凝血功能障碍。

（5）心、肝、肾等脏器功能严重损害者。

六、介入手术治疗下肢深静脉血栓的术前准备有哪些？

1. 心理护理 由于病人突发肢体肿胀，疼痛，容易焦虑，护理人员要主动、详细解释该疾病的注意事项及手术的必要性等，缓解患者情绪，取得患者配合。

2. 卧床休息 急性期患者绝对卧床休息 10～14 天，避免过度床上活动，禁止按摩患侧肢体及热敷，防止血栓脱落。并抬高患肢高于心脏水平 20～30cm，促进血液回流，减轻水肿及疼痛。

3. 饮食 指导患者进食低脂，纤维素丰富的食物，以保持大便通畅，避免因腹压增高导致血流障碍。

4. 戒烟 劝病人戒烟，防止烟中的尼古丁引起血管收缩，影响血流障碍。

5. 病情观察 观察患肢皮温、颜色、肿胀程度，并测量患者双下肢周径，做好记录以评价疗效，注意观察患者有无呼吸困难，咯血，血压下降，如有发生，立即平卧予高浓度吸氧，避免翻动，立即告知医生。

6. 完善术前准备 督促完成各项检查，了解是否有手术禁忌证，训练床上大小便的能力，术前 2～3 天少渣饮食，术日术前需备皮及禁食 4～6 小时。

七、下肢深静脉血栓患者介入手术术后如何常规护理患者？

1. 观察穿刺部位有无渗血，有无皮下血肿，保持穿刺处清洁，预防感染；感触足背动脉搏动情况，观察皮肤颜色，询问有无肢体感觉障碍。

2. 对于留置溶栓导管及导管鞘的患者，注意妥善固定好，防止脱出、折叠、受压，阻塞，做好患者心理护理。

3. 密切观察患者生命体征，防止肺栓塞的发生。

4. 对于抗凝、溶栓患者，密切观察出凝血状况，有无牙龈、黏膜出血等现象，延长各种穿刺压迫时间。

5. 对于长期卧床溶栓患者，要勤翻身、勤按摩，防止压疮的发生。

八、下肢深静脉血栓患者介入手术术后并发症有哪些？护理要点是什么？

1. 肺栓塞　最好术中放置下腔静脉滤器，溶栓时宜轻柔，防止血栓脱落；未放置者应严格卧床休息，密切观察患者情况及时告知医生。

2. 局部出血　主要发生在腘静脉或股静脉刺处，与患者肢体活动及溶栓有关，应及时压迫止血并更换敷料。

3. 感染　多发生于留置溶栓导管处，应观察此处有无红肿、分泌物，定时更换，及时遵医嘱使用抗生素，有效抗感染。

4. 脑出血　由于溶栓及抗凝时间较久，年老患者，病程较长者更易发生出血，故用药期间应严密观察患者出凝血状况，有无头痛、恶心、呕吐等状况，及时报告医生，行头颅 CT 检查。

5. 滤器并发症　一般无临床症状，如果移位至右心房、右心室、肺动脉易引起心律失常和心脏压塞，若出现休克症状及时报告医生并抢救。

6. 下腔静脉阻塞　常发生在大量血栓脱落陷入滤器时，如果阻断血流，则患者双下肢都将会发生肿胀，可由此观察。

九、经足背静脉溶栓的方法及护理要点是什么？

当采取留置静脉推注尿激酶时，根据栓塞部位扎止血带，最常用的是在大腿、膝关节上、距小腿关节（踝关节）上方各扎止血带一根，目的是阻断表浅静脉，让药物通过深静脉注入，以达到更好的溶栓效果，推注完毕后从肢体远端每隔 5 分钟依次去除止血带。注意扎止血带的松紧度要适宜，并按时松解。

十、下肢深静脉血栓介入手术后使用抗凝、溶栓药物的护理注意事项是什么？

使用抗凝、溶栓药物可以预防血栓进展，促进血栓再通。其中低分子肝素，不透过胎盘，避免了华法林的致畸风险，是孕产妇血栓患者的首选药物（两者均不分泌进乳汁，故可哺乳）；使用肝素及低分子肝素时应延长按压时间并更换穿刺部位，观察患者出凝血时间，有无牙龈及皮肤出血现象。配置尿激酶不得用酸性液体，不得剧烈振摇，要现用现配。静滴时要在 2 小时内点滴完毕，尿激酶溶栓时首先应固定溶栓导管，防止其受压、折叠、脱出、阻塞等，导管引出皮肤部分应每日用 0.5%碘伏消毒，及时更换敷料，严格无菌技术操作，病房空气每日用紫外线照射消毒一次，防止交叉感染。其次严格遵医嘱用药，注意观察患者是否有脑出血症状，所以，溶栓期嘱患者绝对卧床休息，并做到“三勤”。对各种部位穿刺点均应延长压迫时间，不少于 5 分钟。密切观察穿刺部位有无出血和血肿，皮下有无瘀斑、紫癜，有无牙龈出血，尿、便血，随时调整药物用量，使药物达到良好的治疗作用。如有出血及时停药并报告医生。

十一、如何正确测量双下肢周径？

首先用皮尺测量双下肢髌骨上缘 15cm 处或髌骨下缘 10cm 处，做标记为测量处，并用防水笔画线，告知患者及家属勿涂擦，术后当日测量一次双下肢周径，记录数值，之后每日晨起定时测量一次相同位置双下肢周径，对等位置数值相差大于 1cm 有临床意义，可判断周径粗的一侧有血栓，及时告知医生，以便对比观察患者术后恢复情况。

十二、如何选择合适的弹力袜？怎样穿弹力袜？弹力袜怎样清洁？

对于急性症状性近段深静脉血栓患者，应穿二级压力的弹力袜至少 2 年。即每天清晨起床下地时穿弹力袜，睡觉前脱去弹力袜，并垫高双腿，双脚高于头部 15°，白天每隔 4～5 小时仰卧、腿抬高坚持 30 分钟左右。弹力袜穿着以双腿不感觉麻木，足背动脉清晰触及为佳。

穿弹力袜：将弹力袜从袜口卷到足趾处，手掌撑开弹力袜，抓住趾洞（无袜头医用弹力袜在脚趾头或脚背、脚底处有洞以便检查循环情况），尽量使足趾深入袜卷，然后以拇指为引导向上拉起弹力袜，穿着时必须无皱褶，可轻轻牵拉弹力袜的脚尖部分，以保持脚趾良好的活动性。夜间休息时从顶部开始，慢而稳地把弹力袜脱下，绝对不可穿着睡觉。护士为患者穿弹力袜时戴上橡皮手套更好，弹力袜不能与洗液、软膏、含毛脂或汽油接触，避免损坏弹力袜。使用弹力袜时护士要密切观察和记录患者腿部的肤色、皮温、粗细、患者的感觉、肌力、患者对治疗的忍耐度，发现异常及时汇报医生。

弹力袜使用后的护理：每晚睡前必脱掉弹力袜以防止静脉血栓形成。最好两只弹力袜轮流穿着，以保持其弹力，保证良好的治疗效果，延长使用寿命。洗涤应轻柔手洗，勿用力拧、绞或洗衣机洗涤，水温应低于 40℃，自然晾干，避免太阳下暴晒。如果使用时间较久变松弛要及时更换，才能有效使用。

十三、吸烟对下肢深静脉血栓形成的影响有哪些？

吸烟是血管疾病的独立危险因素，它可使血液处于高凝状态，血液中尼古丁过高致血小板聚集，凝血功能异常，血栓形成，同时也是冠心病、脑栓塞的危险因素。

十四、下腔静脉滤器放置后有哪些并发症？

下腔静脉滤器放置后可以有效预防肺动脉栓塞，但并发症包括滤器错位、移位、倾斜、血栓脱落、滤器折断、腔静脉穿孔、滤器血栓形成等。其中滤器折断、腔静脉穿孔较少可见。

十五、下肢深静脉血栓介入治疗后出院患者应该掌握哪些知识？

既往有高危疾病史的患者因采取积极预防措施，指导患者进行适当的体育锻炼，增强血管壁的弹性，如散步、抬腿、太极拳等；不要穿过紧的衣物，勿久坐久站，勿双膝交叉过久，宜抬高患肢，促进循环。对于术后、产后者宜尽早下床活动，预防疾病发生。控制动物脂肪的摄入，宜清淡易消化饮食并戒烟戒酒。根据医嘱及时服用药物，注意菠菜、动物肝脏等可降低药效，阿司匹林、二甲双胍可增加抗凝作用，服药期间如出现牙龈出血及小便发红等情况要及时与医生沟通。定期复查凝血酶原 1 次/周，多普勒超声、腹部 CT 检查 1 次/月，出现不适及出血及时就诊。

十六、溶栓后遗症有哪些临床表现？如何处理？

深静脉血栓后综合征就是血栓落下后遗症，是继发于血栓后深静脉瓣膜受损导致的慢性静脉功能不全。典型的症状有肢体疼痛、发沉、肿胀、痉挛痒感及肢体水肿、静脉曲张、足踝部毛细血管扩张、足靴区皮肤色素沉着，淤滞性皮炎，严重者可出现慢性久治不愈的静脉性溃疡。所以要坚持穿减压弹力袜，口服华法林抗凝治疗，使 INR 达到治疗标准；使用静脉活性药物，如：迈之灵、消脱止、地奥司明片减轻症状；也可行髂骨静脉球囊扩张+支架成形介入术；保持良好生活及运动的习惯。

十七、如何判断血栓脱落导致了肺栓塞？

严密观察病情变化，及时向医生提供病情变化信息，防止并发症。严密监测生命体征，特别是血压、心率、呼吸、心电图及血气分析，给予持续心电、血压监护，氧饱和度动态监护。严密观察病人的呼吸频率、深度、紫绀程度，判断呼吸困难程度，观察胸闷、胸痛、咳嗽等情况及痰的颜色、量，肺内啰音等变化，及早发现病情变化及有无肺栓塞的发生。严重肺栓塞病人多合并右心衰竭。应注意观察病颈静脉充盈、肝脏大小、腹水等情况。以及身体低部位如双下肢、腰骶部的水肿，注意尿量等变化，并做好详细记录。保持静脉通路通畅，以便及时用药，并严密观察用药后的反应。

十八、如何鉴别下肢深静脉血栓及下肢动脉硬化闭塞症（ASO）？

下肢动脉硬化闭塞症是指全身性动脉粥样硬化在下肢的局部表现，主要表现为患肢皮温降低、麻木、易疲劳、小腿肌肉痉挛，疼痛、无力，休息后缓解、严重者静息痛、溃疡、坏疽。而下肢深静脉血栓是指血液在下肢深静脉腔内不正常凝集引起的疾病，表现为局部感疼痛、行走时加剧、患肢肿胀、足向背侧急剧弯曲时、可引起小腿肌肉深部疼痛。

第三节　下肢动脉硬化闭塞症

一、什么是下肢动脉硬化闭塞症？

下肢动脉硬化闭塞（arteriosclerosis obliterates，ASO）是全身性动脉粥样硬化在下肢的局部表现，主要表现为下肢动脉内膜出现粥样硬化斑块、中层组织变性或钙化，腔内可继发血栓形成，破坏动脉壁，最终导致管腔狭窄，甚至完全闭塞，使患肢发生急性或慢性缺血性症状，严重时可引起肢端坏死。

二、下肢动脉硬化闭塞症病因是什么？

动脉粥样硬化是下肢动脉硬化闭塞症的常见病因。动脉硬化是一种非炎症性、退行性、和增生性的病变，导致管壁增厚变硬，失去弹性和管腔缩小。本症还与高脂血、高血压、糖尿病、吸烟、肥胖、缺乏锻炼以及遗传因素有密切关系。

三、吸烟对血管的危害有哪些？

香烟燃烧产生的一氧化碳使血液中的氧气含量减少，并可以使血管内皮功能紊乱；同时，香烟内的一些有害物质也可以进入血液，并进入血管壁，对血管内皮造成严重的损伤，时间一长，原本光滑平整的血管内皮就会变得“伤痕累累”；血液中的脂肪成分、血小板在受损部位沉积，就会形成斑块。在炎症反应加强及氧化修饰共同作用，动脉管壁上的斑块逐渐增大，造成动脉管腔狭窄。

四、下肢动脉硬化闭塞症的诊断方法有哪些？

1. 踝肱指数（ABI）　用来筛查下肢缺血性疾病及监测治疗效果。将测定的踝动脉（胫后动脉或胫前动脉）收缩压除以肱动脉收缩压即得到ABI。静息状态下ABI一般在1～1.3间，高于1.30提示动脉管壁僵硬不易压瘪；轻度为0.7～0.9，中度为0.4～0.7，患者可出现间跛，重度<0.4，可能出现静息痛。

2. 彩色多普勒超声　被广泛用于下肢缺血性疾病的筛查及治疗后随访。可见动脉硬化斑块，管腔狭窄、闭塞等。该方法无创、方便且花费较低，但对于治疗的指导意义不大。

3. CT血管造影（CTA）　已成为下肢动脉硬化闭塞症的首选检查方法。通过三维重建技术，可清楚显示动脉病变的部位、范围、程度，不足之处是由于需使用含碘造影剂，对肾功能可能造成影响，肾功能不全者慎用。

4. 磁共振血管成像（MRA）　同CTA，亦可为下肢动脉动脉硬化闭塞症提供明确的影像学诊断，优点是无需使用含碘造影剂，但对钙化的分辨能力差，并可能会高估病变的严重程度。

5. 数字减影血管造影（DSA）　为诊断下肢动脉硬化闭塞症的金标准，能确切显示病变部位、范围、程度、侧支循环情况，延迟现象可评价远端流出道情况。DSA对于病变的评估及手术方式的选择均具有重要意义，同时在有条件的医院，可在造影的同时行血管腔内治疗，同期解决动脉病变。

五、介入手术治疗下肢动脉硬化闭塞症的适应证和禁忌证是什么？

1. 适应证

（1）狭窄程度大于50%。

（2）患者有下肢缺血症状，如间歇性跛行、静息痛，甚至下肢溃疡、坏疽等。

（3）血管搭桥术后吻合口或搭桥血管的狭窄，合并临床缺血症状。

2. 禁忌证

（1）长段、弥漫性狭窄，病变血管长度大于20cm。

（2）髂股动脉闭塞，经溶栓治疗等在各种手段导丝仍无法通过闭塞段血管。

六、下肢动脉硬化闭塞症的临床表现是什么？

1. Fontaine 分期 轻微症状期、间歇性跛行期、静息痛期、溃疡和坏死期。

（1）轻微症状期：无明显症状，或仅有轻微不适，患肢皮温降低、畏冷，行走易疲劳，肢端足癣等。

（2）间歇性跛行期：动脉硬化闭塞症的特征性表现。动脉的狭窄程度大于60%，下肢出现缺血症状。表现为行走一段距离后，出现患肢疲劳、酸痛，被迫休息一段时间；休息后症状可完全缓解，再次行走后症状又重复出现，同时伴有下肢远端脉搏减弱或消失。每次行走的距离、休息的时间一般较为固定，随病变发展，间歇性跛行愈频繁，间歇性跛行距离愈短，休息时间越长。

（3）静息痛期：病变进一步发展，病变动脉已不能满足下肢静息状态下血供，则出现静息痛，即在患者休息时就存在肢端疼痛，平卧及夜间休息时容易发生，部位多在患肢前半足或趾端。

（4）溃疡、坏死期：当患肢皮肤血液灌注无法满足基本新陈代谢时，可出现溃疡、坏疽，多由轻微的肢端损伤诱发。如果得不到及时治疗可能因坏死物质吸收而引起脓毒败血症，直至多器官功能障碍衰竭而死亡。

2. Rutherford 分期 由轻至重分为0～6共七个等级。

（1）Rutherford0 级：无临床症状，踏车试验或反应性充血试验正常，无动脉阻塞的血液动力表现。

（2）Rutherford1 级：轻度间歇性跛行，完成踏车试验，运动后踝动脉压＞50mmHg，但休息时踝动脉压低于约20mmHg。

（3）Rutherford2 级：中度间歇性跛行，界于1和3之间。

（4）Rutherford3 级：重度间歇性跛行，不能完成踏车试验，运动后踝动脉压＜50mmHg。

（5）Rutherford4 级：缺血性静息痛，休息时踝动脉压＜40mmHg，足背和胫后动脉几乎不能触及，足趾动脉压＜30mmHg。

（6）Rutherford5 级：小块组织缺损、非愈合性溃疡，局灶性坏疽伴足底弥漫性缺血改变，休息时踝动脉压＜60mmHg，足背和胫后动脉几乎不能触及，足趾动脉压＜40mmHg。

（7）Rutherford6 级：大块组织缺损，超过跖骨平面，足部功能无法保留，其余标准同Rutherford5 级。（标准踏车试验在15°斜面上，速度为每小时2英里，时间5分钟）。

七、介入手术治疗下肢动脉硬化闭塞症的术前护理有哪些？

1. 术前评估 全面了解患者病史，各器官脏器功能是否正常，了解患侧肢体缺血症状及体征，如肢体疼痛的时间及程度、皮肤温度、颜色、感觉、末梢动脉搏动情况、有无溃疡坏疽和感染。

2. 术前护理 向患者做好相关手术宣教，消除患者的紧张和焦虑。指导患者戒烟，吸烟是动脉硬化闭塞症的重要危险因素，应告诉病人戒烟，减少尼古丁对血管的损伤。合理饮食，有效控制血压、血糖，指导病人低脂饮食，防止脂质代谢紊乱；合并高血压病人，嘱其按时服用降压药，维持血压稳定；糖尿病病人应调节饮食或注射胰岛素，控制血糖水平。

3. 术前准备 术前完善各种检查，术前一天协助患者练习床上排便排尿，训练患者深呼吸、憋气和咳嗽动作；双侧腹股沟及会阴部备皮；术前4小时禁食水。

4. 足部护理 每天予温水泡脚，注意足部皮肤保暖，穿棉袜、透气宽松软鞋，保护足部免受损。加强足部体育锻炼，促进侧稍循环形成，改善血运。对于足部湿性溃疡或坏疽患者，局部创面应用氯霉素或0.02%呋喃西林湿敷；对于干性坏疽者，予碘伏消毒，无菌纱布包扎。

5. 一般护理　术后手术肢体伸直制动 24 小时，患者平卧休息，置管溶栓期间术侧肢体必须伸直制动，以确保药物持续进入体内，弯曲及活动可导致导管移位甚至折断，因此翻身时必须轴线翻身。注意观察置管肢体远端的皮肤色泽、皮温、局部动脉搏动等情况，若发现异常要及时报告医生处理。患者适当进行踝泵训练，促进下肢深静脉回流，防止血栓形成。术后患者饮水 1000～1500 ml，促进造影剂排泄。

6. 留置导管的护理　由于溶栓导管和动脉鞘管均直接插在动脉内，置管时间较长且持续滴注抗凝药物，容易发生穿刺口渗血、皮下瘀斑、感染等，因此，需妥善固定导管、鞘管，观察穿刺口周围情况。

7. 疼痛护理　疼痛是下肢动脉硬化闭塞症的典型临床表现。根据不同程度的患肢疼痛，给予相应的处理。

八、下肢动脉硬化闭塞症患者如何进行早期功能锻炼?

缺血早期病人可行 Buerger 运动：患者平卧，患肢抬高 45°，维持 1～2 分钟，然后双足下垂于床边 4～5 分钟，同时双足和足趾向上、下、内、外各个方向运动 10 次，再将患肢平放休息 2 分钟，如此反复 5 次，以促进侧支循环的建立。该法每日可作数次。

九、下肢动脉硬化闭塞症常见的并发症有哪些？如何预防和护理?

1. 出血　由于术中及术后使用抗凝药物，易发生出血。出血部位包括穿刺点周围血肿、鞘管阀门出血及身体其他部位出血。密切观察病人心率及血压的变化、大小便的颜色等。穿刺后延长按压时间，拔管后采用绷带“8”字形加压包扎穿刺点 12 小时，之后采用 1kg 的沙袋压迫 6 小时。同时做好对病人的健康教育，告知病人避免做髋屈膝动作，以防鞘管折叠撕裂穿刺点。

2. 过度灌注综合征　介入治疗可使患肢恢复有效血供，一般情况下会出现肢体肿胀、发热，甚至疼痛等再灌注现象，这是缺血恢复过程中必经的阶段，一般在数周至数月自行缓解。密切观察肢体血液循环的情况，注意患肢是否前臂或小腿有压痛、疼痛、肿胀的出现，认真听取病人主诉，准确记录 24 小时出入液量，并监测电解质及肾功能变化，及时发现病情变化。

3. 急性动脉血栓　溶栓可造成栓子脱落，近端动脉粥样硬化斑块的微小栓子脱落堵塞了足趾末梢动脉可引起的蓝趾综合征，出现后可遵医嘱使用扩张血管药物，如前列地尔注射液等静脉注射可缓解症状。若出现下肢动脉搏动减弱、皮肤温度降低、肤色苍白等，应考虑急性动脉血栓的形成，通知医生，遵医嘱给予尿激酶、肝素等溶栓治疗。术后应密切观察患肢的皮肤温度、足背搏动、感觉、疼痛情况，每小时 1 次。做好宣传教育，鼓励病人做足背、足趾屈伸及踝部旋转运动，促进下肢静脉回流。

十、下肢动脉硬化闭塞症患者介入治疗后的出院指导是什么?

指导患者出院后继续口服抗血小板聚集药物及抗凝药物，定期到专科门诊复查，每个月复查凝血功能，并严格掌握用药时间和剂量，不可随意减量或停药。严格戒烟，饮食以低脂、低糖、低胆固醇为宜。注意患肢保暖，穿合适鞋袜，保持患肢干燥并适度活动。指导病人进行步行锻炼和 Burger 运动，以疼痛的出现作为活动量的指标，以促进侧支循环的建立。

第四节　肾动脉狭窄

一、什么是肾动脉狭窄（RAS）?

是指单侧或双侧肾动脉入口、主干或其主要分支狭窄或完全闭塞，引起肾血流量减少和肾缺失，而导致高血压和（或）肾功能不全。常以舒张压升高，并可见加速性或恶性高血压，肾功能常进行性减退。

二、肾动脉狭窄的病因是什么?

可分为动脉腔内病变引起的梗阻和动脉周围压迫所致；根据病理变化则其病因有动脉粥样硬

化、肾动脉肌纤维结构不良和多发性大动脉炎，其中动脉粥样硬化最常见。

三、肾动脉狭窄的临床分型是什么？

1. 肾性高血压 当肾动脉狭窄引起肾缺血时，刺激肾素分泌，激活肾素-血管紧张素-醛固酮系统，外周血管收缩，水钠潴留引起。即高血压症状，包括头晕、头痛，使用降压药物效果不佳。

2. 缺血性肾脏病 表现为肾功能进行性缓慢减退，由于肾小管对缺血敏感，故常先出现夜尿多，尿比重和渗透压低等远端肾小管浓缩功能障碍表现，后期肾脏体积缩小，且两肾大小常不对称。

3. 其他 部分病人腹部或腰部可闻及血管杂音，以及不同程度的肺水肿等。

四、确诊肾动脉狭窄需要哪些检查？有何意义？

1. 肾动脉造影 肾动脉造影对肾动脉狭窄最有价值，是诊断肾血管疾病的“金指标”，可反应狭窄的部位、范围、程度、病变性质及侧支循环情况等。

2. 多普勒超声技术 是目前诊断肾动脉狭窄最常用的筛查方法，可观察肾动脉主干及肾内血流变化，从而提供肾动脉狭窄的间接信息，对纤维肌性发育不良所致肾动脉狭窄尤其敏感，但受影响较大。

3. MRI 和 CT 扫描 MRI 对肾动脉主干狭窄的特异性和敏感性均较高。

4. 外周血浆肾素活性检查 表现为肾血管性高血压的病人，还应外周血浆血浆肾素活性。

5. 放射性核素检查

五、介入手术治疗肾动脉狭窄的适应证和禁忌证有哪些？

1. 适应证

（1）动脉粥样硬化性肾动脉狭窄。

（2）肾动脉肌纤维结构不良。

（3）大动脉炎性肾动脉狭窄。

2. 禁忌证

（1）严重肾动脉狭窄或完全阻塞，导丝、导管不能通过的病人。

（2）由主动脉斑块引起的肾动脉开口部狭窄。

（3）凝血机制异常。

（4）碘过敏者。

六、介入手术治疗肾动脉狭窄的术前护理准备有哪些？

1. 心理护理 与家人进行沟通交流，了解心理状况，解除患者忧虑及恐惧，帮助其保持良好心态。

2. 药物护理 术前遵医嘱使用抗凝药物，血压过高者遵医嘱使用降压药物，术日也不停降压药物。

3. 血压的监护 或每日测量血压 3 次，注意患者情绪，在同一上肢、同一时间、同一血压计测量记录，便于术后对照观察。

4. 完善术前准备 术前患者宜卧床休息，清淡饮食，督促完成各项检查，了解是否有手术禁忌证，训练床上大小便的能力，术前一日需备腹股沟皮肤并留置留置针一套，术日术前需禁食 4～6 小时。

七、介入手术治疗肾动脉狭窄术后如何常规护理患者？

1. 观察穿刺部位有无渗血，有无皮下血肿，保持穿刺处清洁，预防感染。

2. 对于留置导管鞘的患者，注意妥善固定好，防止脱出、折叠、受压，阻塞，严格无菌操作，同时需做好患者心理护理，防止患者过于焦虑而拔管。

3. 严密监测生命体征变化，特别血压是观察疗效的重要指标，病人回病房后进行 24 小时持续床旁心电监护，每 30 分钟监测一次血压、脉搏，动态观察血压下降程度。

4. 尿量及肾功能的观察，因为术中造影剂的使用会加重肾脏负担，术后宜鼓励病人多饮水，充分水化，加快造影剂排出体外，观察并遵医嘱记录 24 小时患者尿量及颜色，同时监测肾功能指标，避免造成造影剂肾病。

八、介入手术治疗肾动脉狭窄术后如何护理患者血压和尿量？

严密监测血压变化，由于肾动脉扩张后，肾脏组织灌注改善，肾素分泌较少，部分患者血压明显下降，如不及时调整用药，就会降低血压，甚至休克，因此要做到术后 24 小时持续床旁心电、血压监测。术后急性低血压是常见而极其危险的并发症。已对较高血压耐受的患者，注意其血压降低后有无头昏、恶心症状，嘱患者勿剧烈活动，如术后无需服用降压药物，舒张压小于 90mmHg 为高血压治愈，如降压药物不变或减少的情况下，舒张压小于 90mmHg 或下降 15mmHg 即为高血压好转，一般术后 24～48 小时有明显改善，可降至 140/90mmHg，当然也有患者延长数周后血压才下降。故因密切观察患者生命体征，发现问题及时告知医生处理。术后鼓励患者多饮水或适量输液，观察尿液颜色及尿量，询问有无腰部剧烈疼痛，一般术后 6～8 小时内饮水 1000～2000ml，保证肾灌注，加快造影剂排出体外，如有异常及时告知医生使用利尿药物，帮助患者排尿。

九、介入手术治疗肾动脉狭窄术后有何并发症？护理重点有哪些？

1. 出血 观察患者伤口有无出血，穿刺部位有无血肿，观察小便颜色，有无血尿等。

2. 动脉血栓形成、再狭窄 防止血栓形成，遵医嘱严格合理使用抗凝剂，定时监测凝血功能，密切观察有无牙龈、黏膜出血等现象，延长各种穿刺压迫时间。观察有无腹痛，警惕是否因手术引起的夹层动脉瘤形成。

3. 感染 严格执行无菌操作技术，严密观察体温、脉搏等变化。

十、肾动脉狭窄患者介入手术后出院指导是什么？

告知患者肾动脉支架置入术后可能再次出现狭窄或闭塞，出院后应继续定时口服抗血小板聚集的药物，如口服波立维 75mg/d 至少 3 个月，拜阿司匹林 100mg/d 口服 3～6 个月，注意密切观察有无牙龈、黏膜出血等不明原因出血，应先停药，及早就诊。告知患者进食低盐、低脂饮食、清淡饮食、少食多餐，多食富含钾的蔬菜、水果，适量的钾和钙可降低心血管系统对钠盐的敏感性，从而降低血压。禁辛辣刺激、忌食油炸食物，保持大便通畅。戒烟戒酒，控制体重，积极锻炼。告知患者术后 1、3、6、12 个月各进行一次超声检查，以后每年进行一次超声检查。定期查凝血功能、生化全项和血压控制情况及尿量情况。

十一、常规降压药是否能降低肾动脉狭窄患者血压？

一般肾动脉狭窄患者有高血压的症状，包括头晕、头痛，但使用降压药物效果不佳，常规降压药物治疗效果较差，伴有严重视网膜病变及反复发作性肺水肿。

第五节 肺动脉栓塞

一、什么是肺动脉栓塞？

是指内源性或外源性栓子阻塞肺动脉及其分支，肺组织血液供应受阻所引起的疾病，以肺循环和呼吸功能障碍为特征的临床和病理生理综合征。

二、肺动脉栓塞常见病因是什么？

常见的原因是静脉血栓脱落而致，其余为少见的新生物细胞、脂肪滴、气泡、静脉输入的药物颗粒，偶见原发性肺动脉血栓形成阻断肺血管。

三、肺动脉栓塞一定致命吗？为什么？

不一定。由于肺组织接受支气管动脉和肺动脉双重血供，而且肺组织和肺泡间也可直接进行气体交换，所以大多数肺栓塞不一定引起肺梗死及死亡。

四、肺动脉栓塞有哪些临床表现?

1. 活动后明显出现呼吸困难和气短，并可进行性加重。

2. 胸痛：胸膜性胸痛和心绞痛样胸痛。

3. 晕厥：突然发生一过性意识丧失，头晕黑矇，视物旋转等。

4. 惊恐，烦躁及濒死感：是 PE 常见症状，主要由严重的呼吸困难和剧烈胸痛所引起。

5. 咯血：曾以为是 PE 特征性临床表现。

五、诊断肺动脉栓塞需完善哪些相关检查？有何意义？

1. X 线可显示斑片状浸润、肺不张、膈肌抬高、胸腔积液等对肺栓塞诊断具有重要价值。

2. 核素肺通气/灌注扫描是诊断肺栓塞最敏感的无创性方法，特异性低。

3. 肺动脉造影是诊断肺栓塞最特异的方法，适用于临床及需手术患者，但不可显示小于 2mm 以下血管，故常易漏诊。

六、介入手术治疗肺动脉栓塞的适应证和禁忌证有哪些?

1. 适应证

（1）广泛性肺栓塞。

（2）血流动力学不稳定。

（3）溶栓疗效不佳或禁忌。高危病人应给予急诊溶栓或手术取栓，中危病人可给予住院或溶栓治疗，低危病人可以给予抗凝或门诊治疗。

2. 禁忌证

（1）有出血和易出血的病变。

（2）中枢神经系统障碍。

（3）近期有外伤、手术、分娩、活检、胸腹腔穿刺或动脉造影等。

（4）妊娠、高血压，肝肾功能不全或凝血系统病变，左心系统血栓或细菌性心内膜炎。

七、介入手术治疗肺动脉栓塞的术前准备有哪些?

1. 心理护理 由于病人呼吸困难、胸痛，担心疾病和经济状况易焦虑，护理人员要主动、详细解释该疾病的注意事项及手术的必要性等，缓解患者情绪，取得患者配合。

2. 卧床休息 急性期患者绝对卧床休息，给予高流量吸氧并建立静脉通道，防止血栓脱落，及时抢救。

3. 饮食 指导患者进食纤维素丰富的食物，以保持大便通畅，如不行，及时遵医嘱使用药物通便，避免因腹压增高导致血栓脱落引发危险。

4. 戒烟 劝病人戒烟，防止烟中的尼古丁引起血管收缩，影响血液循环。

5. 病情观察 注意观察患者有无呼吸困难，咯血，血压变化，防止由下肢静脉血栓导致的肺栓塞，同时嘱患者勿用力咳嗽咳痰，对于无法咳出时及时雾化等帮助排痰，无法自己排痰时，帮助其吸痰，但要动作需轻柔。

6. 完善术前准备 督促完成各项检查，了解是否有手术禁忌证，训练床上大小便的能力，术前 2～3 天少渣饮食，术前一日需备腹股沟皮肤并留置留置针一套，术日术前需禁食 4～6 小时。

八、介入手术治疗肺动脉栓塞的术后常规护理有哪些?

1. 观察穿刺部位有无渗血，有无皮下血肿，保持穿刺处清洁，预防感染。

2. 对于留置溶栓导管及导管鞘的患者，注意妥善固定好，防止脱出、折叠、受压，阻塞，用药时注意区分导管及导管鞘，严格无菌操作，同时需做好患者心理护理，防止患者过于焦虑而拔管。

3. 密切观察患者生命体征，主要观察患者血气分析及血氧饱和度的变化，及时报告医生给予吸氧。

4. 对于抗凝、溶栓患者，密切观察出凝血状况，有无牙龈、黏膜出血等现象，延长各种穿刺压迫时间。

5. 对于长期卧床溶栓患者，要勤翻身、勤按摩，防止压疮的发生。

九、介入手术治疗肺动脉栓塞术后有何常见并发症？如何预防、处理？

主要是发生出血，也是最为严重的并发症，一旦发生颅内出血可导致患者死亡，应高度重视。出血性并发症的自我预防很重要，指导病人自我观察出血征象，如牙龈出血、鼻腔出血、皮肤黏膜出血，出现黑便等及时汇报。嘱病人不要用硬、尖物剔牙，挖鼻孔、耳道，勿用力咳嗽，以免引起咯血，选用软毛牙刷刷牙。动作轻柔，以免引起不必要的创伤。饮食应以清淡易消化饮食为宜，细嚼慢咽，以免粗糙食物造成消化道黏膜损伤出血，同时多饮水，多食富含纤维素食物，保持大便通畅。如发生便秘，勿用力排便，可口服温和导泻药。如果发生消化道出血、颅内出血应立即停止抗凝及溶栓药物的使用，及时告知医生。

十、介入手术治疗肺动脉栓塞出院患者需要掌握哪些知识？

出院后需继续抗凝大约 6 个月，定时服用华法林片，同时出院后 2 周、1 个月、3 个月、6 个月、1 年门诊复查，监测凝血功能、下肢 B 超等。再次告知早期出血的症状体征，以便自我观察，如有出血应及时就诊，就诊时应告知医生所用药物。指导家属为其安排安全方便的生活环境，不参加易致外伤的活动，可适当进行体育锻炼，如散步、抬腿、打拳等活动，避免长时间走、坐、卧，合理安排作息时间和饮食。对存在发生下肢深静脉血栓的人因采取积极预防措施，告知其不要穿过紧的衣物，勿久坐久站，勿双膝交叉过久。鼓励卧床时也要抬高双下肢，促进静脉回流。控制动物脂肪的摄入，宜清淡易消化饮食并戒烟戒酒。根据医嘱及时服用药物，注意菠菜、动物肝脏等可降低药效，阿司匹林、二甲双胍可增加抗凝作用。

十一、下肢深静脉血栓与肺动脉栓塞有什么关系？

据统计，80%～90%的肺栓塞由下肢深静脉血栓引起，血栓如果脱落，将沿着下肢的血液，顺流而上，堵塞肺动脉主干或分支，突然出现呼吸困难，剧烈胸痛，咯血，甚至晕厥等症状，美国数据统计显示，肺栓塞死亡率仅次于癌症，冠心病位居第三，被称为“沉寂的杀手”。

第六节　消化道出血

一、什么是消化道出血？

消化道出血是临床常见症候群，可由多种疾病所致。消化道是指从食管到肛门的管道，包括食管、胃、十二指肠、空肠、回肠、盲肠、结肠及直肠。上消化道出血是指十二指肠悬韧带（Treitz 韧带，译为屈氏韧带）以上的食管、胃、十二指肠、上段空肠以及胰管和胆管的出血。十二指肠悬韧带以下的肠道出血统称为下消化道出血。

二、消化道出血的临床表现有哪些？

1. 典型症状　根据出血部位及出血量、出血速度不同，临床表现各异。小量（400ml 以下）、慢性出血多无明显自觉症状。当出血量＞5%时，可见有头晕、心慌、冷汗、乏力、眼花、口渴等症状；出血量＞20%时出现晕厥、尿少、烦躁不安、表情淡漠、四肢厥冷等休克症状。

2. 其他症状

（1）脉搏和血压改变是失血程度的重要指标。急性消化道出血时血容量锐减，最初的机体代偿功能是心率加快，休克早期血压可以代偿性升高，随着出血量增加，血压逐渐下降，进入失血性休克状态。

（2）伴有其他相应的临床表现，如腹痛、发热、肠梗阻、呕血、便血、柏油便、腹部包块、蜘蛛痣、腹壁静脉曲张、黄疸等。

三、消化道出血的病因是什么？

因消化道本身的炎症、机械性损伤、血管病变、肿瘤等因素引起，也可因邻近器官的病变和全身性疾病累及消化道所致。常见的原因有食管胃底静脉曲张、凝血机制障碍、胃肠黏膜糜烂。

1. 上消化道出血的病因

（1）食管疾病：食管炎（反流性食管炎 、食管憩室炎）、食管癌、食管溃疡、食管贲门黏膜撕裂症、器械检查或异物引起损伤、放射性损伤、强酸和强碱引起化学性损伤。

（2）胃、十二指肠疾病、消化性溃疡、急慢性胃炎 （包括药物性胃炎）、胃黏膜脱垂、胃癌 、急性胃扩张、十二指肠炎 、残胃炎、残胃溃疡或癌。还有淋巴瘤 、平滑肌瘤、息肉、肉瘤、血管瘤、神经纤维瘤、膈疝、胃扭转、憩室炎、钩虫病等。

（3）胃肠吻合术后的空肠溃疡和吻合口溃疡。

（4）门静脉高压、食管胃底静脉曲线破裂出血、门脉高压性胃病、肝硬化 、门静脉炎或血栓形成的门静脉阻塞、肝静脉阻塞（Budd-Chiari 综合征）。

（5）上消化道邻近器官或组织的疾病

1）胆道出血：胆管或胆囊结石 、胆道蛔虫病 、胆囊或胆管病、肝癌、肝脓肿或肝血管病变破裂。

2）胰腺疾病累及十二指肠：胰腺脓肿、胰腺炎、胰腺癌等。

3）胸或腹主动脉瘤破入消化道。

4）纵隔肿瘤或脓肿破入食管。

（6）全身性疾病在胃肠道表现出血

1）血液病：白血病、再生不良性贫血、血友病等。

2）尿毒症。

3）结缔组织病：血管炎。

4）应激性溃疡：严重感染、手术、创伤、休克、肾上腺糖皮质激素治疗及某些疾病引起的应激状态，如脑血管意外，肺源性 心脏病 、重症心力衰竭等。

5）急性感染性疾病：流行性出血热、钩端螺旋体病。

2. 下消化道出血病因

（1）肛管疾病：痔、肛裂、肛瘘。

（2）直肠疾病：直肠的损伤、非特异性直肠炎 、结核性直肠炎、直肠肿瘤、直肠类癌、邻近恶性肿瘤或脓肿侵入直肠。

（3）结肠疾病：细菌性痢疾、阿米巴痢疾、慢性非特异性溃疡性结肠炎、憩室、息肉、癌肿和血管畸形。

（4）小肠疾病：急性出血性坏死性肠炎、肠结核、克罗恩病、空肠憩室炎或溃疡、肠套叠、小肠肿瘤、胃肠息肉病、小肠血管瘤及血管畸形。

四、如何对消化道出血患者进行饮食护理？

消化道出血患者开放饮食原则：流食—半流食—软食—普食，依次逐步过渡，进食高热量、高蛋白、高维生素饮食，禁食坚硬、生冷、带刺食物，禁烟酒，同时还应少量多餐，饥饱适中，细嚼慢咽，避免急食，最好每口食物咀嚼 20 次以上，进食质软易消化食物，以减少胃酸分泌及机械消化对消化道出血创面的刺激，忌食刺激性食物，如酒类、咖啡、酸辣、油炸、生硬食物及豆类等产气食物，以避免延长胃排空时间及促进胃酸分泌而影响疗效导致再出血，增加患者死亡风险及手术率。

五、如何对消化道出血患者进行生活护理？

1. 保持体位 患者应卧床休息，增加肝脏血流量，同时预防窒息及腹压增大引起再出血，呕血患者可酌情采取半坐卧位或侧卧位，防止误吸；呕吐剧烈且神志不清者，在呕吐时要将头偏向一侧，迅速清理呕吐物，保持呼吸道通畅，防止窒息。

2. 口腔护理 上消化道出血患者应加强口腔护理，将口腔中残留的血迹和食物及时清理干净，以防引起呕吐造成再次出血。

3. 呼吸道护理 上消化道出血患者由于保持卧床，机体免疫功能下降，易引起呼吸道感染，因此应协助患者适时翻身、扣背、咳嗽，清除呼吸道异物，同时定期为病室消毒，平时保持病室空气流通，减少探视患者。

4. 皮肤护理 由于长时间卧床、呕血及便血易造成湿疹及褥疮，应随时保持皮肤的清洁舒适，定期帮助患者翻身和擦洗，及时帮助患者更换衣物，保持臀部干燥、清洁，对受压位置适度按摩。

六、对消化道出血患者的病情观察有哪些？

1. 意识及症状观察 是否存在心悸、恶心、眩晕、口渴、腹胀、精神疲倦、躁动不安、嗜睡、肠鸣音增强、表情淡漠、四肢厥冷、意识不清乃至昏迷等症状，若存在上述症状应立即告知医师处理。

2. 血压观察 是否存在血压下降、脉压缩小等症状，从而判断是否存在血容量不足，以便及时输血加压；

3. 观察体温 失血患者通常体温低于正常体温或不升，纠正休克后往往出现3～5天低热或中度热，通常≤38.5℃，若高于此温度则应考虑可能存在出血后诱发感染的情况，若体温持续不退或退热后又升高则应警惕存在再出血情况。

4. 脉搏观察 脉搏的改变通常是休克的重要标志，休克早期脉搏速度加快，休克晚期脉搏细慢。

5. 出血迹象观察 上消化道出血易反复，观察患者是否存在反复呕血、黑便次数增加且稀释，或黑便颜色从暗黑变为暗红，呕吐物是否为鲜红色，血压及脉搏是否不稳定，上述均提示再出血，应及时报告医师处理。

6. 尿量观察 观察24小时出入量，对每小时尿量进行测量，据此了解全身循环状况以及肾血流情况。

七、消化道出血介入手术治疗的适应证及禁忌证有哪些？

1. 适应证

（1）急性消化道出血不适宜手术者。

（2）各种原因引起的消化道出血，内科非手术治疗无效者。

（3）不明原因的消化道出血，不能明确出血部位者。

2. 禁忌证

（1）休克病人不能耐受血管造影者。

（2）碘过敏等不适宜血管造影者。

（3）肝、肾衰竭，凝血功能严重障碍者。

八、三腔二囊管置入的注意事项与护理要点有哪些？

密切观察病情变化，掌握病人动态，严密观察患者的意识、体温、血压、脉搏、呼吸、尿量及胃肠减压液、呕吐液及大便的色、量、质等，以判断有无继续出血。观察患者有无不适，若有胸闷 、憋气，提示管腔脱出压迫气道，应迅速将双气囊内气体抽尽解除压迫症状；若有胸骨下不适 、恶心或频繁早搏，示胃气囊进入食管下段挤压心脏，应及时调整。准确记录24小时出入量，并做好记录。经常抽吸胃内容物。在气囊压迫期间每4～6小时检查气囊内压力一次，如压力不足及时注气补充。每 8～12 小时放气松开牵引 30 分钟，先放食管气囊，后放胃气囊，同时让病人吞咽石蜡油 20ml，以防囊壁与黏膜粘合，再次充气时先将胃气囊插至标记的刻度处，其操作过程同前。一般压迫时间不超过 3～5 天。在压迫出血停止 24 小时后松开牵引并放气，口服石蜡油 20ml，观察 24 小时未再出血者应抽空双气囊，将三腔二囊管慢慢拔出，拔管后仍观察有无出血现象。保持鼻腔黏膜清洁湿润，及时清除分泌物及结痂，经常用石蜡油棉签涂口唇以防干裂，同时做好口腔护理。用石蜡油滴入插管的鼻腔内，每日 2～3 次，以减少导管对鼻黏膜的刺激。

九、如何对消化道出血患者进行急救护理？

患者入院后立即进行呼吸、脉搏、体温、血压的测量及记录。既往有心血管、肺部疾病史的患者需进行心电监护和肺功能检查，准备好抢救药品，进行血常规检查，确定血型及交叉配血，做好输血准备，建立 2～3 条静脉通道。尽快补充有效血容量，准备好三腔二囊管。失血性休克患者迅速进行输血及输液，并低流量吸氧 2～3L/min。

十、消化道出血介入手术后如何护理？

1. 一般护理 术后平卧休息 24 小时，穿刺侧肢体制动 6 小时，穿刺处加压包扎 24 小时，并予沙袋压迫 6 小时。出血停止后根据医嘱给予高蛋白、高热量、高维生素易消化饮食，从流质、半流质、软食过渡到普食。

2. 病情观察 严密监测生命体征变化，观察病人有无呕血、便血，如有再出血，及时通知医生进行处置。观察穿刺处有无渗血，如有，应立即压迫止血并报告医生。

3. 心理护理 关心、体贴、安慰鼓励病人，与病人多沟通，告知相关手术治疗及可能出现的并发症，稳定病人情绪，使其积极配合各项治疗及护理。

十一、消化道出血介入手术术后并发症的观察和护理有哪些？

1. 栓塞后综合征 是指肝动脉栓塞后出现的右上腹疼痛，发热，疲劳，恶心呕吐等一系列表现。注意患者主诉，观察有无以上症状，严重者相对应给予退热、止吐、保护胃黏膜、镇痛等处理。

2. 出血或血肿 术后指导患者卧床休息，观察皮肤、黏膜有无出血点、瘀斑，穿刺处有无渗血，检测凝血酶原时间。如穿刺部位出血应立即压迫止血并报告医生。

3. 异位栓塞 由于栓塞剂反流造成临近血管的栓塞，或者随血流冲至远端，造成非靶器官的误栓，使相应器官缺血并出现梗死，是栓塞术后最严重的并发症。误栓轻者可通过血管再通，侧支循环建立，满足器官、组织的正常血液供应；严重者，给予吸氧、静脉应用疏通和扩张血管的药物，以减少组织梗死的程度和范围。

第七节 门静脉高压

一、什么是门静脉高压？

门静脉高压是指由门静脉系统压力升高所引起的一系列临床表现，是一个临床病症，为各种原因所致门静脉血循环障碍的临床综合表现，而不是一种单一的疾病，所有能造成门静脉血流障碍和（或）血流量增加，均能引起门脉高压症。以下主要讲述介入治疗的 TIPSS（经颈静脉肝内门体分流术）。

二、门静脉高压的临床表现是什么？

①充血性脾大脾亢（外周血细胞减少）。②4 个交通支扩张，尤其食管胃底静脉曲张。③腹水。④其他：雌激素增多等。

三、门静脉高压介入手术治疗 TIPSS（经颈静脉肝内门评分流术）的适应证和禁忌证有哪些？

1. 适应证 食管胃底静脉曲张（破裂出血，经保守治疗效果不佳者或中度食管、胃底静脉曲张，随时有破裂出血危险者）、顽固性腹水、难治性肝性胸腔积液、肝肾综合征、布加综合征、门静脉血栓。

2. 禁忌证 严重的门脉狭窄、阻塞性病变；中、重度肝功能异常及肝性脑病前兆；侵犯或压迫肝脏大血管的原发性肝癌或侵犯相应肝实质而不利于建立支架通道者；感染及败血症，尤其有胆道感染者；难以纠正的出凝血异常；器质性心脏病患者伴心功能衰竭。

四、TIPSS的术前准备和护理是什么？

1. 心理护理 给患者简要介绍手术方式和过程，介绍成功的病例增强患者信心。

2. 饮食护理 以动物蛋白食物（牛奶、蛋、鱼等）为佳，肝功能异常者或血氨偏高者需低蛋白饮食，腹水者应限制水、钠的摄入。

3. 签署手术知情同意术。

4. 完善各项检查 血常规，出凝血时间，肝肾功能，心肺功能，肝脏彩超、CT以了解肝、门静脉走形及解剖关系，三围重建及有无血栓等。

5. 询问病情 有无怀孕，有无口服药物（含中草药、补品），有无造影剂、药物过敏史。

6. 术前常规准备 术前2小时禁食水，碘试验，备皮，留置针，常规留置尿管。

五、TIPSS术后护理有哪些？

1. 一般护理 做好患者生活护理、心理指导，保持大便通畅，遵医嘱予乳果糖口服；术后利尿。

2. 术后体位 半卧位6小时，绝对卧床12小时，记24小时出入量。

3. 穿刺部位的观察及护理 观察穿刺点敷料是否干洁，有无渗血渗液，如有渗血渗液需及时更换。术后24小时可拆除敷料。

4. 饮食管理 术后流质，逐渐过渡，低蛋白饮食，以植物蛋白为主；血氨升高时应限制或禁食蛋白质；避免进坚硬食物。

5. 病情观察 心电监护4～6小时，低流量吸氧，术后24小时内复查血氨、血RT、出凝血时间、肝肾功能变化；用善宁维持降低门脉压力。

6. 抗凝治疗 一般给予波立维口服。

7. 并发症的护理 ①肝性脑病：发生率20%～31%，甚至高达30%～50%，告知患者避免肝性脑病的诱因，保持大便通畅，定期监测血氨，可使用一些量表评估肝性脑病的前驱症状；②支架进行性狭窄：告知患者术后定期复查B超和腹部CT以检测支架的血流情况，发现狭窄，尽早处理；③胆系损伤：观察有无发热、黄疸；术后感染：术后3天常规测量体温，必要时使用抗生素。

六、如何对TIPSS患者进行出院指导？

告知患者正确对待疾病，保持心情舒畅，以利恢复。

1. 合理饮食：高热量、高维生素、适量蛋白质、低脂、易消化饮食，蛋白质的摄入应从少量开始逐渐增加摄入量，注意蛋白质以植物蛋白为主，禁烟酒，忌暴饮暴食。

2. 定期复查血氨指标，如果血氨升高，应限制或禁食蛋白质，待病情好转再逐渐增加蛋白质入量。限制水钠的摄入，有腹腔积液者以低盐或无盐饮食。钠限制在每天500～800mg，进水量限制在每天1000ml左右。

3. 出院后继续保肝，抗纤维化，抗凝等对症治疗，避免腹压升高因素，如用力咳嗽、屏气等；注意观察大便颜色及性状，如出现上腹部不适、呕血黑便或肝性脑病的前期表现（如表情淡漠及性格、行为的改变等）的情况应及时就诊。

4. 养成良好的生活习惯，适当进行体育锻炼，充分休息，避免重体力活、熬夜，预防感冒。

5. 保持大便通畅（每日1～2次），出现便秘时要多吃水果（香蕉、橙子等）、新鲜蔬菜，饮食上要采用少量、多餐、低盐，可以口服四磨汤、乳果糖，使用开塞露灌肠。

6. 出院后1、3、6、9、12个月需返医院门诊复查血常规、血氨、肝肾功能、电解质等。

第八节 大 咯 血

一、什么是咯血？如何分型？

咯血是指喉及喉以下呼吸道或肺组织出血经口咯出的一种临床症状，根据咯血量多少分类：通常认为 24 小时内咯血量小于 100ml 为少量咯血，咯血量在 100～500ml 之间为中量咯血，500～2000ml 或一次性咯血大于 300ml 则为大量咯血。

二、大咯血的主要病因有哪些？

诱发咯血的病因以呼吸系统和循环系统疾病为主。

1. 支气管疾病 常见于支气管扩张症、支气管肺癌、支气管内膜结核、慢性支气管炎等。

2. 肺部疾病 常见于肺结核、肺炎、肺脓肿等。

3. 循环系统疾病 主要是风湿性心脏病左房室瓣狭窄。其咯血有特点：小量咯血痰中带血、大量咯血咯粉红色浆液泡沫样痰。

4. 其他 血液病（白血病、再生障碍性贫血）、急性传染病（如流行性出血热、肺型钩端螺旋体病）、风湿病、肺出血、肾炎综合征等均可因出凝血机制障碍与血管炎性损坏而咯血。

三、大咯血的临床表现有哪些？

1. 多数反复咯血，有咳嗽、咳痰等症状，为持续或间断痰中带血。

2. 肺结核、支气管扩张、肺脓肿，咯血颜色鲜红；肺炎球菌肺炎和肺吸虫病咯血颜色为铁锈色；肺炎杆菌肺炎为砖红色血痰；二尖瓣狭窄肺淤血咯血一般为暗红色；左心衰竭肺水肿时咯浆液性粉红色泡沫样血痰。

3. 青少年咯血多见于肺结核、支气管扩张等。40 岁以上病人多有长期吸烟史，应警惕支气管肺癌。

四、确诊大咯血的临床检查有哪些？

咯血病人治疗前需明确出血部位、出血量和病因。胸部正侧位 X 线片可明确病因和病变部位，CT 扫描和选择性支气管造影可提供更多信息。纤维支气管镜检查、支气管动脉造影能明确出血部位和出血量。造影片上出血病灶均表现为：供血的支气管动脉增粗，病变区血管增多、扩张，局部呈团状、网状或丛状，支气管动脉与肺动、静脉有分流现象，对比剂外溢至支气管腔内或病灶内，对比剂外溢是出血的直接征象，但当出血少或呈间断性时，常不可显示。还可行血液学检查及痰液检查以确诊病因。

五、介入手术治疗大咯血的适应证和禁忌证有哪些？

1. 适应证

（1）急性大咯血，一次性咯血量大于等于 200ml，经内科治疗无效者。

（2）反复大咯血，肺功能差，无法做肺切除者。

（3）不适宜手术或需要手术暂不具备手术条件，必须先控制出血者。

（4）经手术治疗后又复发者。

（5）经各种检查仍不能明确出血来源，希望支气管动脉造影能明确诊断并治疗者。

2. 禁忌证

（1）有严重出、凝血机制障碍者和感染倾向者。

（2）严重心、肝、肾衰竭，对比剂过敏者。

（3）导管不能牢固的插入支气管动脉内，注射对比剂发现有明显反流主动脉者。

（4）脊髓动脉起源于支气管动脉，导管不能避开脊髓动脉，以免引起脊髓损伤而致截瘫者。

六、大咯血介入手术的术前护理有哪些？

1. 心理护理 由于反复咯血，许多病人存在极大的紧张恐惧心理，再加上缺乏介入治疗的知识或是害怕疼痛，担心手术失败以及经济方面的原因而过度焦虑，劝慰其与家人进行沟通交流，了解心理状况，解除患者忧虑及恐惧，帮助其保持良好心态，以积极主动配合治疗。

2. 保持呼吸道通畅　指导病人进行有效的咳嗽，以利排痰，对于年老体弱、无力咳嗽者，可以手自下而上，由外向内轻拍背部以利于排痰，若痰液黏稠者可遵医嘱使用超声雾化吸入，注意观察其颜色、浓度、性状，有无带血，及时告知医生。

3. 戒烟戒酒，控制饮食　吸烟饮酒可刺激肺、气管、支气管，加重出血，所以要戒烟戒酒。咯血期间应注意病人头偏向一侧，防止误吸，并禁食，做好口腔护理，在病情允许时应给予高蛋白、高热量、高维生素、易消化的清淡饮食。

4. 术前准备　需完善术前准备，督促完成各项检查，了解是否有手术禁忌证，训练床上大小便的能力，术前一日需备腹股沟皮肤并留置留置针一套，术日术前需禁食4～6小时，需备好术中用药，如对比剂、明胶海绵等。

七、咯血的护理重点有哪些？

及时给予吸氧，静脉滴注止血药物；小量咯血时协助病人取半坐卧位，减轻疲劳，并可减轻肺内压力，有助于呼吸；大咯血时给予头低足高俯卧位，及时清除口腔内的血液，改善通气，保持呼吸道通畅，以防窒息；同时护士应陪伴床旁，关心安慰病人，减轻其恐惧心理，使病人情绪稳定，必要时使用镇静药；吸痰器连接良好，以备随时使用，专人负责。同时做好气管插管、气管切开等抢救措施；咯血不止时不宜搬动病人。

八、咯血介入手术术后常规护理有哪些？

1. 一般术后患者返回病房后，取平卧位头偏向一侧，心电血压、血氧监测，用沙袋压迫穿刺处6～8小时，穿刺肢体伸直、制动24小时。注意观察穿刺部位有无渗血，有无皮下血肿，保持穿刺处清洁，预防感染，观察肢体远端的血运情况，包括皮肤有无发绀，有无皮温下降以及疼痛加重的情况，及时告知医生。

2. 术后无咯血的病人可从温流质饮食逐渐过渡到普通饮食、禁食辛辣、生硬等刺激性食物。有少量咯血者予少量冷或温流食，大咯血要严格禁食。

3. 遵医嘱静脉滴注抗炎药物3～5天，预防感染。

九、大咯血介入治疗后并发症的观察与护理有哪些？

1. 栓塞反应综合征　为支气管动脉栓塞最常见的并发症，是由于动脉被栓塞后组织缺血、水肿、坏死所致，临床症状包括胸闷、肋间痛、胸骨后烧灼感及发热等，主要是由于纵隔、食管及胸壁组织栓塞后缺血引起的，一般不需特殊处理。

2. 脊髓损伤　为最严重的术后并发症，由于支气管动脉与脊髓动脉有吻合支，高浓度的对比剂流入脊髓动脉，造成脊髓动脉损伤或脊髓血供被阻断，导致脊髓缺血引起脊髓损伤。应观察病人术后2～3天内有无剧烈背痛、双下肢运动、感觉障碍及有无尿潴留的发生。一旦发生，立即告知医生，遵医嘱使用血管扩张剂（丹参酮A磺酸钠等）改善脊髓循环，应用地塞米松或甘露醇脱水治疗，减轻脊髓水肿等。

十、咯血介入手术出院患者需要掌握哪些知识？

1. 合理安排休息与活动，避免过度疲劳，注意营养搭配，增强抗病能力。

2. 结核病人详细说明，抗结核药物坚持规律、全程用药的重要性，药物的剂量、用法和副作用，以取得患者及家属的配合。

3. 早发现、早诊断、早治疗，定期做胸部X线普查。

4. 尽量避免出入公共场所或与上呼吸道感染者接近，注意居住或工作环境，不接触烟雾、有化学刺激的场所。工作上注意职业防护。

5. 定期复查，了解病情变化，及时调整治疗方案。

十一、介入手术术后为何会再次咯血？

术后咯血发生原因有如下几点：栓塞剂选择不当、支气管动脉栓塞不够彻底、明胶海绵短期内吸收造成部分血管再通、病变部位侧支循环建立、迷走支气管动脉供血等。若出现咯血，及时清除口腔内的血液，改善通气，保持呼吸道通畅，及时给予吸氧，静脉滴注止血药物，吸痰器连接良好，以备随时使用，专人负责。同时做好气管插管、气管切开等抢救措施，及时有效的报告医生，并配合医生。

第九节　产后出血

一、什么是产后出血？其分型有哪些？

产后出血是分娩期严重的并发症,产后出血根据分娩后出血发生的时间分为早期产后出血和晚期产后出血。胎儿娩出后 24 小时内出血量超过 500ml 者称为早期产后出血，产后 24 小时至 6 周发生的出血称为晚期产后出血。

二、产后出血有哪些临床表现？

产后出血的临床表现主要是阴道出血量过多。产妇面色苍白、出冷汗、口渴、心悸、头晕、血压下降、脉搏细弱等产妇表现为怕冷、寒战，表情淡漠，呼吸急促，烦躁不安，很快转入昏迷状态。

三、诊断产生出血有哪些影像学检查？

动脉造影可见子宫弓状及螺旋动脉显著增粗。在动脉期可见出血的动脉及对比剂外溢和聚集。连续造影动脉期可见对比剂自血管外溢的全过程。在造影末期，当血管内造影剂完全被血流冲走，聚集于组织间隙或腔隙内的对比剂显示更加清晰，且不易消失。上述典型出血征象在外伤及产科疾病所致的盆腔大出血中表现最为明显。

四、产后出血的病因有哪些？

产后 24 小时以内发生出血，多数是由于子宫收缩乏力、胎盘胎膜残留所致。产后 24 小时内，如果有持续不断的新鲜血液流出而子宫收缩良好，应考虑是软产道损伤引起活动性出血；分娩后部分胎盘小叶或副胎盘或部分胎膜残留于子宫内，影响子宫缩复及导致子宫自发性内膜炎，产后恶露不断排出，偶可见 1～2 次大出血；胎盘附着部位子宫复旧不良表现，子宫内膜修复不全，蜕膜脱落血窦重新开放，引起阴道突然大量出血；剖宫产后晚期出血，淋漓不断，是由于手术缝合不当，缝线过多过密，组织切口过低，手术时切口两侧撕裂；全身性疾病如消耗性疾病、营养不良、贫血、低蛋白、血液性疾病等都会引起产后大量出血。

五、介入手术治疗产后出血的适应证和禁忌证有哪些？

1. 适应证

（1）经非手术治疗无效的各种难治性产后出血的病人。

（2）产后出血达 1000ml，经积极非手术治疗仍有出血倾向的病人。

（3）胎盘植入处理胎盘前的预防性动脉化疗栓塞。

（4）晚期产后出血一次血量达 500ml，经非手术治疗后仍有出血倾向的病人。

2. 禁忌证

（1）合并其他脏器出血的弥散性血管内凝血（DIC）病人。

（2）生命体征极度不平稳，不适合搬动者。

（3）其他不适合介入手术的病人，如对对比剂过敏等。

六、产后出血介入手术的术前护理有哪些？

1. 病人因产后劳累加之出血，很容易精神紧张，加重病情，此时保持周围环境安静、有序，积极心理护理，安慰鼓励患者，以减少和消除病人紧张恐惧心理，与家属简明讲解介入治疗的必要性，协助病人接受并配合介入治疗。

2. 严密观察患者的血压、脉搏、呼吸变化，嘱患者绝对卧床休息，不宜随意搬动病人，告知患者如果腹痛加剧、肛门坠胀感明显要及时反应，以便及时采取治疗措施，如果病人血压下降、脉搏加快，尿量减少等休克症状，及时告知医生，并配合抢救。

3. 完善术前准备，协助医生完成血常规、出凝血时间、肝肾功能、心电图盆腹腔检查等，了解是否有手术禁忌证，留置导尿管，避免术中因膀胱充盈影响栓塞效果。

4. 病情允许条件下，可予营养支持，以改善贫血状况，如动物肝脏、鱼类、豆类、黑木耳等，少食多餐，术前 6 小时禁食、禁饮，防止术中呕吐呛入气管引起窒息，遵医嘱使用缩宫药、止血药、代血浆等，以稳定病情，预防休克。

5. 每日用 1 : 15 碘伏溶液擦洗外阴，每日 2 次，勤换会阴垫，预防感染。

七、产后出血介入手术术后如何常规护理患者？

1. 合理安排病人，交代注意事项，嘱病人平卧休息 24 小时，穿刺侧肢体制动 12 小时以上，穿刺处加压包扎，6 小时以后去除，注意观察穿刺部位有无渗血，有无皮下血肿，保持穿刺处清洁，预防感染。

2. 由于患者失血致贫血，产后虚弱，机体消耗增加，因此术后病人仍需卧床休息，病情稳定后可轻微活动。

3. 应根据医嘱给予高蛋白、高热量、高维生素易消化的清淡饮食，忌过冷、过热、过硬、油炸及刺激性食物。

八、产后出血介入手术术后有哪些并发症？如何护理？

1. 发热 是栓塞后最常见的并发症，一般体温不超过 38.5℃，一周内可降至正常，无需特殊处理，多饮水，注意休息，体温过高，及时遵医嘱使用退热药。

2. 误栓 最常见是臀上动脉的误栓，表现为臀部剧烈疼痛，如果患者疼痛，及时疏导宽慰，并遵医嘱使用止痛药物。

3. 预防感染 密切观察恶露的量及性状，指导患者补充营养，保持外阴清洁，勤更换卫生垫每日做会阴护理 2 次。

九、对介入手术治疗的产后出血患者如何做正确的出院指导？

1. 卫生指导，养成良好的卫生习惯，保持外阴清洁，勤洗澡，勤更衣，预防盆腔感染。

2. 休息与饮食：指导病人保证足够的睡眠和休息，避免疲劳，饮食应营养丰富，多食含铁量高的食物。

3. 禁止性生活至少 3 个月以上。

4. 按时复查，如出现下腹坠痛、阴道出血或分泌物异常，及时到医院就诊。

第十节 肝血管瘤

一、肝血管瘤的分类有哪些？

肝血管瘤是最常见的肝良性肿瘤，并非真正意义上的肿瘤，而是肝内的一种血管畸形。可分为：海绵状血管瘤、硬化性血管瘤、血管内皮细胞瘤和毛细血管瘤 4 种类型，其中肝海绵状血管瘤是最为常见的。

二、介入手术治疗肝血管瘤的适应证和禁忌证是什么？

1. 适应证

（1）肝血管瘤直径大于 5cm，有明显不适者。

（2）血管瘤在短期内明显增。

（3）肝血管瘤有破裂可能或破裂出血者。

2. 禁忌证

（1）肝、肾衰竭者。

（2）碘过敏者。

（3）有严重出血倾向者。

三、肝血管瘤介入手术术前需完善哪些检查？

因肝血管瘤缺乏特异性临床表现，其诊断主要依靠影像学检查，包括 B 超、CT、磁共振、肝动脉造影等。

1. 超声检查敏感性很高，表现为均质、强回声、边缘清晰及后壁声增强的肝内回声区。

2. 彩色多普勒超声可显示病灶内血管、血流，其敏感性和特异性较高。

3. CT 和磁共振增强检查早期表现为病灶边缘强化，随时间延长，强化区逐渐向病灶中心推进。

4. 选择性肝动脉造影诊断敏感可靠，主要是早期肝内动脉末端有充盈造影剂的血窦，时间越久，血窦充盈越明显，轮廓和范围逐渐清楚。

四、肝血管瘤介入手术的术前护理有哪些？

1. 心理护理 与家人进行沟通交流，了解心理状况，解除患者忧虑及恐惧，帮助其保持良好心态。对于巨大肝海绵状血管瘤（大于 10cm）需要分次栓塞的病人，应给予病人灌注希望，积极主动解释、沟通。

2. 术前患者宜卧床休息，避免腹压增高的动作，预防肝血管瘤破裂出血；清淡饮食，需完善术前准备，了解是否有手术禁忌证，训练床上大小便的能力，术前一日需备腹股沟皮肤并留置留置针一套，术日术前需禁食 4～6 小时。

3. 关注巨大血管瘤伴血小板减少综合征，遵医嘱及时予药物治疗或输注血小板、冰冻血浆、冷沉淀等。

五、肝血管瘤介入手术的术后常规护理有哪些？

1. 术后患者安返病房，护士应将病人平稳安置到病床上，穿刺侧下肢伸直、制动 8～12 小时，卧床 24 小时。选用选择性肝动脉栓塞的病人，穿刺点加压包扎 4～6 小时。

2. 观察患者右腹股沟穿刺处有无出血、血肿，穿刺侧肢体皮肤、温度、感觉、知觉是否正常，观察其腹部是否疼痛、面色苍白、出冷汗等，立即测量血压并报告医生。

3. 鼓励病人少食多餐、进食高热量、低蛋白或优质蛋白、低脂、高维生素、易消化食物、多食蔬菜水果。保证足够热量的同时，也减轻患者肝的负担。

六、肝血管瘤介入治疗后出现栓塞综合征如何进行观察及护理？

1. 发热 低热可以不处理，体温在 38.5℃以上者应遵医嘱用降温药物处理，如布洛芬混悬液等，高热伴寒战者遵医嘱予抽取血常规及血培养，并预防性使用抗生素。

2. 胃肠道反应 呕吐者指导患者头偏向一侧呕吐，观察呕吐量及性质，遵医嘱使用止吐药物，同时加用保护胃黏膜的药物。

3. 腹胀、腹痛 碘化油等液态栓塞剂注入肝血窦造成血窦内皮坏死和广泛血栓形成，导致病人不同程度疼痛，遵医嘱使用止痛药物，如曲马杂或吗啡肌肉注射。

七、肝血管瘤介入治疗后常见的并发症有哪些？如何进行观察及护理？

1. 急性胆囊炎 可能与术中部分栓塞剂进入胆囊动脉有关，可遵医嘱给予地塞米松 5～10mg 静脉注射 3～5 天。行解痉、阵痛和抗感染治疗可逐渐好转。

2. 胆脂瘤 是操作者在注入栓塞剂未行超选择插管所致。病人可出现全腹剧痛、黄疸、发热、恶心等，立即报告医生，行胆汁引流等处理。

3. 血管瘤破裂出血 术中肿瘤组织坏死、体积增大，同术前一样有破裂出血的风险，指导病人避免腹压增大，密切观察患者，出现面色苍白、腹痛加重、血压下降等及时通知医生。

4. 肝脓肿　巨大血管瘤应预防使用抗生素，肝脓肿及时引流，遵医嘱观察脓肿引流物的性质、颜色、量、气味，异常情况时及时报告医生，一般以庆大霉素加甲硝唑冲洗，再以敏感抗生素注入后保留2小时，达到较理想的效果，注意冲洗和注药时切勿用力过猛，避免脓肿破裂、出血。

八、如何对肝血管瘤介入手术后出院患者进行健康指导？

1. 注意休息，保证充足睡眠，适量活动，避免腹部受到碰撞导致血管瘤破裂出血。

2. 宜少食多餐、进食高热量、低蛋白或优质蛋白、低脂、高维生素、易消化食物、多食蔬菜水果。禁烟酒，忌辛辣、刺激性和油炸食物，不吃霉变食物。

3. 术后一个月复查一次CT，之后示血管瘤生长情况不定期复查，有腹痛等不适应及时复查。

第十一节　脾动脉栓塞

一、什么是脾动脉栓塞术？

部分脾栓塞术（PSE）是指经股动脉选择性插管至脾动脉的脾支，注入明胶颗粒等栓塞脾动脉的分支，造成部分脾梗死，达到部分脾“切除”的效果。

脾动脉栓塞后产生的反应主要有2种：

1. 疼痛　①所栓塞脾组织缺血坏死导致局部的血管扩张，毛细血管通透性增高，产生充血和渗出，组织渗出增多而引起脾脏肿胀增大、紧张 、牵拉包膜、引起疼痛。②前列腺素、白细胞介素、肿瘤坏死因子等致痛因子和5-羟色胺、缓激肽、K^+等炎症介质释放，作用于神经纤维产生疼痛。

发热：PSE后坏死物质的吸收，大量内生致热源进入血液，透过血脑屏障并作用于体温调节中枢，使体温调定点上升，机体产热多于散热而引起体温上升。另外，局部比较明显的炎症反应及自主神经功能紊乱也是发热的可能原因之一。

2. 呃逆　主要由于PSE后脾组织肿胀及栓塞后局部炎性反应，脾周渗出液刺激膈肌或膈神经引起膈肌阵发性痉挛。

二、介入手术治疗脾动脉栓塞的适应证和禁忌证是什么？

1. 适应证　脾脏栓塞术适用于：门脉高压所致脾功能亢进和食管静脉曲张破裂出血；特发性血小板减少性紫癜；地中海贫血、遗传性球形或椭圆形红细胞增增多增多症；脾动脉瘤；外伤性脾破裂；脾肿瘤、霍奇金病；肾移植后或肝癌介入治疗时的白细胞减少症；脾静脉、门静脉血栓形成或海绵样变并发脾功能亢进。

2. 禁忌证　脓毒血症、体质严重衰竭及碘过敏为绝对及禁忌；肝功能不全、凝血功能障碍为相对禁忌。

三、脾动脉栓塞介入手术的术前准备是什么？

常规术前检查，术前2小时禁食禁水，必要时备皮。明确肝功能、肾功能、凝血酶原时原时间、血象及脾脏肿大程度。术前2天预防性应用广谱抗生素。

四、脾动脉栓塞介入手术的术后护理有哪些？

1. 静滴广谱抗生素，预防感染。

2. 支持对症治疗，必要时可应用糖皮质激素改善患者症状。

3. 定期复查血常规、肝肾功能、胸片、脾脏B超或CT。

4. 并发症的处理

（1）栓塞后综合征：部分脾栓塞后几乎所有患者皆有一过性发热、左上腹疼痛和食欲不振。

（2）发热一般在38℃左右，少数可达39℃以上，持续1～3周，中度腹痛，对症处理即可。

（3）支气管肺炎和胸腔积液：多见于左侧，与脾栓塞后疼痛限制左侧呼吸运动及反应性胸膜炎有关。经抗生素和对症治疗可以恢复。

第八章　肿瘤介入治疗的护理

第一节　肝　　癌

一、什么是肝癌？什么是肝癌的介入治疗？

肝癌分为原发性肝癌和继发性肝癌两种，原发性肝癌是由肝细胞或肝内胆管上皮细胞发生的恶性肿瘤，简称肝癌，是临床上常见的消化系统恶性肿瘤之一。肝癌恶性程度很高，对健康危害很大。

肝脏是个“沉默的器官”，很多患者出现症状就诊时已属中晚期，导致确诊时仅有约 20%的患者能够接受外科手术治疗。微创介入治疗由于疗效确定、创伤小、恢复快、经济等优点，目前在临床上得到广泛的应用。肝癌的介入治疗包括血管性介入治疗和非血管性介入治疗。前者主要是经肝动脉化疗栓塞（TACE），后者包括经皮射频消融术、微波消融术、无水乙醇注射、氩氦刀冷冻治疗、^{125}I 放射性粒子植入术、高强度超声聚焦等。本节主要阐述应用较广泛的 TACE、射频消融术的介入治疗及护理。

二、什么是肝癌肝动脉化疗栓塞术（TACE）？

肝动脉栓塞化疗（transcatheter hepatic arterial chemoembolization，TACE），是肿瘤微创治疗最重要的技术之一，是在医学影像学的基础上，在 DSA 透视下经导管向靶血管注入化疗药及栓塞物质，使肿瘤局部化疗药物浓度增高，并使血管闭塞从而达到预期治疗目的的技术。

治疗方法：在局部麻醉后，采用 Seldinger 经皮穿刺动脉插管方法，将导管插入股动脉，然后进入肝动脉或其分支，注入栓塞剂或化疗药物，将供应营养给肿瘤的血管堵住，致肿瘤缺血、坏死，从而达到治疗的目的。显著提高了不能手术切除的中晚期肝癌的疗效。

三、TACE 的适应证与禁忌证有哪些？

1. 适应证

（1）不能或不宜手术切除的中晚期肝癌，无肝肾功能严重障碍，无门静脉主干完全阻塞，肿瘤占据率＜70%。

（2）肝肿瘤切除术前，可使肿瘤缩小，有利于切除。

（3）其他原因不能手术切除的小肝癌。

（4）外科手术失败或切除术后复发者。

（5）控制疼痛、出血及动静脉瘘。

（6）肝癌切除后的预防性肝动脉化疗栓塞术。

（7）行肝移植术前等待供肝者，可考虑行化疗栓塞控制肝癌的发展。

2. 禁忌证

（1）严重黄疸、腹水、严重肝肾功能损害。

（2）严重心功能不全、呼吸功能衰竭。

（3）凝血功能减退、有出血倾向者。

（4）严重门静脉高压、有破裂出血可能。

（5）肿瘤巨大，体积占全肝 75%或者以上者。

（6）合并严重感染者。

（7）碘过敏、解剖变异，无法完成选择性肝动脉插管者。

（8）门静脉主干完全被癌栓阻塞、门静脉主干或其分支被癌栓部分阻塞为相对禁忌证。

（9）广泛肝外转移者、全身状况差或恶病质、大量腹腔积液、下腔静脉癌栓。

四、肝癌 TACE 前如何进行术前护理?

1. 一般护理　术前完善各项检查术前检查 完善术前各项检查，详细了解患者生命体征、心电图、血常规、肝肾功能、凝血功能等。术前一天给予易消化饮食，术前 2 小时禁食禁饮。

2. 皮肤准备　术前一天沐浴、更衣，备皮范围：脐部以下至大腿上 1/3，两侧至腋中线，包括外阴部。

3. 术前宣教　向患者及家属有针对性的介绍介入手术的目的、意义和方法，以及可能会出现的并发症、药物副作用及防范措施与注意事项，使患者更好地配合治疗，以利于手术顺利进行并减少术中和术后的并发症。

4. 术前训练　训练患者深呼吸、憋气、床上大小便，对于合并有前列腺肥大的男性老年患者，可给予留置尿管。

五、肝癌 TACE 前如何进行术后护理?

1. 生命体征监测　术后 4～6 小时内每小时监测生命体征变化，观察神态、精神状态变化。若患者出现面色苍白、出冷汗、脉搏细速、腹痛等症状，立即复测血压，防止出血并及时处理。

2. 肢体血运　术后患者取平卧位，绝对卧床休息 24 小时；穿刺侧肢体保持伸直，制动 6～8 小时；穿刺点予无菌纱布加弹力绷带固定包扎 12 小时，并予沙袋加压 6 小时；密切观察双下肢皮肤颜色、温度、感觉、肌力及足背动脉搏动情况，警惕动脉血栓形成或动脉栓塞发生。若发生皮肤颜色苍白、温度下降、麻木感、足背动脉搏动消失，提示包扎过紧致血运不良或有血栓形成，应立即通知医生给预处理。

3. 饮食护理　手术 2 小时后鼓励患者进高蛋白、高热量、高维生素、易消化、清淡、营养均衡半流质饮食，多食蔬菜水果，保证足够的热量，以降低肝糖原分解，减轻肝脏负担。同时忌油腻、过冷、过硬及辛辣、刺激性食物。鼓励患者多饮水，以减轻化疗药物对肾脏的毒性，并观察尿液的颜色、性状和量，每日尿量应在 2000ml 以上。

4. 介入术后栓塞综合征的观察与护理

（1）发热：由术后肿瘤组织坏死吸收或继发感染引起。一般在 38℃左右，无自觉不适者，不需要药物处理，发热时应多饮水；若体温在 38.5℃以上，可给予冰敷、乙醇擦浴或遵医嘱使用退热药物等处理；密切观察体温变化，嘱患者及时更换汗湿衣物，做好口腔、皮肤护理，满足患者的舒适感，并评估患者体液丢失的量，根据出汗情况适当补液以维持体液平衡。

（2）疼痛：术中栓塞造成组织缺血、水肿和坏死可导致患者肝区疼痛，一般术后 1～2 天疼痛达高峰，应严密观察患者疼痛的部位、性质、程度等，疼痛较严重者按医嘱给予止痛药物，并指导患者放松的方法分散注意力。

（3）胃肠道反应：主要由化疗药物引起的毒副作用，表现为不同程度的恶心、呕吐、腹痛。术前可遵医嘱给予止吐药物，手术前后使用雷尼替丁或西咪替丁，可预防应激性溃疡。严重呕吐嘱患者头偏向一侧，防止误吸导致呛咳或者窒息，并注意观察呕吐物的颜色、性质和量，给予温水漱口，擦洗面部，保持口腔清洁，及时清理呕吐物，保持环境清洁。呕吐频繁、量多者，给予适当补液。

（4）呃逆：化疗药物刺激膈神经或者患者紧张抑郁所致。症状轻者，可自行缓解。对于顽固性呃逆，应及时进行心理疏导，嘱患者缓慢吞咽温开水，或按医嘱给予双足三里穴位注射。

六、如何进行肝癌 TACE 术后并发症的观察和护理?

1. 局部血肿或出血　常为术中穿刺器械过粗及术后压迫止血不够引起，表现为穿刺部位皮下肿胀、腹胀不适和瘀斑；严重者可造成盆腔腹膜后血肿，引起髂静脉、膀胱或股神经压迫症状，出血多时发生休克而危及生命。术前应了解患者的凝血机制是否正常；拔管后采用正确压迫止血方法，使用加压包扎法，穿刺侧肢体保持伸直制动 6～8 小时，卧床休息 24 小时；一旦发生出血或血肿可延长加压时间，并按医嘱给予止血药物，加强巡视。

2. 动脉内血栓形成　由于动脉插管损伤血管内膜，以及化疗药物刺激血管壁加之应用栓塞剂使血液黏度改变，血流缓慢，易导致血栓形成。术后 24 小时内应密切观察下肢血运情况、足背动脉搏动情况及 5P 征（即疼痛、麻木、运动障碍、无脉、苍白，是动脉栓塞的典型症状）；每天指导患者进行下肢锻炼，术后 24 小时适当下床活动。

3. 上消化道出血 应激性溃疡、胃或十二指肠供血被误栓而引起急性上消化道出血，也可因门脉血流量和门脉压增高使原有门脉高压的患者突发食管胃底静脉曲张破裂出血。小量出血可表现为黑便或柏油便，出血量＞250ml 可表现为大量呕血，严重者出现休克、肝功能衰竭。应将患者头偏向一侧，防止呕吐物误吸引起呛咳或窒息，迅速建立两条以上静脉通道，给予吸氧。密切观察患者生命体征变化、呕吐物颜色、性质和量。遵医嘱给予止血药物、抑制胃酸分泌药物、生长抑素等，积极给予输血、补液以及时补充血容量。出血期间嘱患者禁食，以减少胃酸分泌，减慢胃蠕动，避免食物刺激而加重出血，出血停止 24 小时后可进少量凉流质。

4. 尿潴留 与患者术后平卧，日常生活习惯改变有关。术前做好床上排便训练，术后 3～4 小时检查膀胱充盈度，给予患者心理护理，减轻患者的思想负担，做好屏蔽工作，及时鼓励患者排尿。排尿困难可给予按摩膀胱并局部热敷，听流水声等，必要时按医嘱给予留置导尿，同时嘱患者多饮水，预防尿路感染。

5. 急性肝功能衰竭、肝肾综合征 表现为精神萎靡或反应迟钝，黄疸加重，尿量减少，肝肾功能指标明显升高等。及时按医嘱给予保肝、利尿、维持电解质和酸碱平衡，加强营养支持。

七、如何对肝癌 TACE 术后患者进行健康宣教？

患者应保持乐观情绪，建立积极的生活方式，加强营养，增强抵抗力，戒烟酒以减轻对肝脏的损害，注意饮食和饮水卫生；保持生活规律，防止情绪剧烈波动和劳累，以减少肝糖原分解，减少乳酸和血氨的产生；出院后按治疗方案坚持服药，以改善肝脏功能，促进肝细胞再生；定期随访肝肾功能、血常规、CT 等检查；按时行下一疗程的治疗，以巩固疗效。

八、什么是肝癌射频消融术（RFA）？

射频消融（radio frequency ablation，RFA）是一种肿瘤热疗方法，它是利用热能摧毁肿瘤组织，由电极发出射频波使其周围组织中的离子和极性大分子震荡撞击摩擦发热，将肿瘤区加热至有效温度并维持一定时间以杀灭肿瘤细胞。同时，射频效应能使周围组织的血管凝固，形成一个反应带，使之不能向肿瘤供血而防止肿瘤转移。

射频消融是近年来开展的一种针对肿瘤局部的微创介入治疗新技术，经不断的技术改进已成为安全、可靠的治疗肝癌的方法。对于可切除性肝癌，RFA 与手术治疗已呈“并驾齐驱”之势，对于不可切除性肝癌，尤其是肿瘤位于肝脏外周区域的肝癌，个体化的 RFA 治疗方案更加重要。

九、肝癌 RFA 的适应证与禁忌证有哪些？

1. 适应证

（1）直径≤5cm 的单发肿瘤或最大直径≤3cm 的 3 个以内多发肿瘤。

（2）直径＞5cm 的单发肿瘤或最大直径＞3cm 的多发肿瘤；合并门静脉癌栓，左右侧门静脉至少有一支通畅的晚期肿瘤。射频消融可作为联合治疗的一部分。

（3）外科切除、RFA、经导管动脉化疗栓塞术、经导管动脉栓塞术等术后肿瘤残余、复发、新发。

（4）患者等待肝移植前控制肿瘤生长以及移植后复发、转移的治疗。

（5）肝功能分级 Child-Pugh A 或 B，或经治疗达到该标准。

（6）血小板＞50×10^9/L。

（7）体力状态评分 0～2。

2. 禁忌证

（1）肝功能 Child C 级，经治疗未改善者。

（2）意识障碍。

（3）弥漫型肝癌。

（4）心、肺、肝、肾等主要器官功能减退。

（5）胆系感染、败血症。

（6）顽固性大量腹水。

（7）不可纠正的凝血功能障碍。

（8）肝外门静脉癌栓、肝外胆管癌栓、非肝段下腔静脉癌栓。

十、如何进行肝癌 RFA 的术前护理？

1. 完善术前各项检查　详细了解患者生命体征、心电图、血常规、肝肾功能、凝血功能等，凝血功能差的按医嘱给予维生素 K_1 及护肝药物改善凝血机制。

2. 患者准备　术前一天沐浴、更衣，做好皮肤清洁；练习床上大小便；术前禁食、禁饮 12 小时，以免术中发生呕吐。

3. 术前宣教　根据患者心理特点实施有效的心理疏导及松弛疗法，减轻心理压力，满足其心理需求；向患者及家属有针对性的介绍射频消融术的目的、意义和方法以及可能会出现的并发症及注意事项，使患者更好地配合治疗，以利于手术顺利进行并减少术中和术后的并发症。

十一、如何进行肝癌 RFA 的术后护理？

1. 一般护理　术后予床边心电监护密切监测生命体征，嘱患者静卧 6～12 小时后可自行轻微活动，避免剧烈运动或用力活动，避免受外力碰撞。穿刺局部用无菌纱布敷盖，保持清洁干燥，防止感染发生。常规给予低流量吸氧，可增加肝细胞含氧量，减轻肝细胞损伤。

2. 饮食护理　术后 6 小时禁食，如无不良主诉第 1 天进普食，多饮水，进食易消化、高蛋白、高维生素、高热量、低脂肪食物，少食多餐，忌生冷、辛辣、刺激性食物，并观察进食后有无恶心、呕吐、腹胀等症状。

十二、如何进行肝癌 RFA 术后并发症的观察与护理？

1. 发热　射频治疗使肝癌组织凝固性坏死，机体吸收后可使体温上升，一般体温在 38℃左右，无需特殊处理，可嘱患者多饮水，3～5 天后体温可恢复正常，少数患者发热时间长达两周。发热程度、持续时间常与坏死范围有关，坏死范围越大，发热时间越长，体温越高。如持续高热者，应予物理降温或遵医嘱给予对症处理。

2. 疼痛　由于射频能量发射时刺激胸膜或肋间神经，导致患者出现肝区、剑突下及右肩背部疼痛，可使患者产生负性心理，诱发和加重病情恶化。一般疼痛症状较轻，可耐受，疼痛不能忍受时，遵医嘱给予药物止痛，并观察用药后疼痛的缓解程度。

3. 胃肠道反应　由于精神紧张、术中麻醉药物的影响及治疗时对腹膜的刺激，术后患者经常出现不同程度的胃肠道反应，主要表现为恶心、呕吐。呕吐时嘱患者深呼吸，头偏向一侧，观察并记录呕吐物的量、性质、颜色，及时清理呕吐物；对症状轻微者，采取将柠檬果切片放在患者鼻孔旁，有一定的止吐作用；对症状较重者，遵医嘱予欧贝、胃复安（甲氧氯普胺）等止呕镇吐药物。嘱患者少食多餐，进清淡易消化食物。

4. 出血　肝癌患者多因合并肝硬化、肝功能失代偿而出现凝血功能障碍，术后可能出现穿刺针道渗血，穿刺损伤肝内血管及肋间动脉。嘱患者术后绝对卧床休息，24 小时内避免剧烈活动，密切监测生命体征的变化及腹部穿刺点渗液情况，监测血象变化，如有异常及时通知医生予以处理。

5. 伤口感染　手术过程中穿刺点皮肤烫伤、灼伤，手术后伤口护理不当，机体免疫力低下等均可能引起伤口感染。术后穿刺局部用无菌纱布敷盖，观察穿刺点周围皮肤是否红肿，有无渗血、渗液，保持手术局部的清洁、干燥，避免受外力碰撞，常规给予止血、抗感染药物。

6. 肝功能损害 射频治疗后坏死肿瘤组织的吸收加重肝脏组织的负担，可引起不同程度的肝功能损害，主要表现为转氨酶升高，白蛋白下降，胆红素升高等。术后常规保肝、对症治疗 1～2 周后可缓解。

7. 肝脓肿 较大病灶完全消融后形成大量的液化坏死物质，机体不能在短时间内完全吸收，为细菌生长繁殖提供了有利条件，易形成肝脓肿。肝脓肿一旦发生应根据病情放置引流管。做好引流管的护理并准确记录引流液的颜色、形状和量。

十三、如何时肝癌 RFA 患者进行健康宣教？

注意休息，加强营养以增强抵抗力，减轻对肝脏的损害；防止情绪剧烈波动和劳累，以减少肝糖原分解，减少乳酸和血氨的产生；按治疗方案坚持服药，以改善肝脏功能，促进肝细胞再生；定期随访肝肾功能、血常规、CT 等检查。

第二节 肺 癌

一、什么是肺癌？其介入治疗方法有哪些？

原发性支气管肺癌简称肺癌，是指原发于支气管黏膜和肺泡的恶性肿瘤。肺癌是当今世界上最常见的恶性肿瘤之一，也是对人类健康与生命危害最大的恶性肿瘤。其恶性程度高、发展速度快，5 年总生存率不足 10%。在我国近几年来肺癌的发病率和死亡率也逐年上升。

肺癌的早期诊断不易，大多数患者在诊断时已是局部晚期或有远处转移。肺癌的治疗原则是采取综合治疗，手术治疗结合放疗、化疗、微创介入治疗和分子靶向治疗等。肺癌的介入治疗以往主要是指向支气管动脉灌注抗癌药，也可在支气管动脉灌注化疗药的同时进行栓塞治疗，以进一步提高疗效。近年来，射频消融、微波消融、冷冻消融、放射性粒子植入等新的治疗方法对肺癌效果也很显著，已在临床广为应用。本节阐述应用较广泛的支气管动脉栓塞化疗及射频消融术治疗肺癌的护理。

二、什么是肺癌经支气管动脉灌注化疗和栓塞治疗？

支气管动脉灌注抗癌药物，可以治疗各种类型的肺癌，与常规的口服或静脉注射方法相比具有用药剂量小、但疗效更好、副作用更小等优点，近期疗效明显优于单纯放疗和全身化疗。所以，经支气管动脉灌注化疗和栓塞治疗在中、晚期肺癌综合治疗中的作用和地位日益受到重视。

三、肺癌经支气管动脉灌注化疗和栓塞治疗的适应证与禁忌证有哪些？

1. 适应证

（1）已失去手术机会而病灶还局限于胸内者。

（2）有外科手术禁忌证或拒绝手术者。

（3）作为手术切除前的局部化疗，以提高手术的成功率，降低转移发生率和复发率。

（4）手术切除后预防性治疗，以降低复发率。

（5）手术切除后胸内复发或转移者。

（6）对于顽固性的大咯血，内科药物治疗无效又无手术指征的患者，可进行选择性支气管动脉栓塞以阻断病变血管的血流，从而达到止血的目的。

2. 禁忌证

（1）患者已是恶病质或有心、肝、肺、肾功能衰竭。

（2）有高热、感染迹象及白细胞计数少于（3～4）$\times 10^9$/L 者。

（3）有严重出血倾向和碘过敏等血管造影禁忌者。

四、肺癌经支气管动脉灌注化疗和栓塞治疗的术前护理有哪些？

1. 一般护理 术前完善各项检查术前检查 完善术前各项检查，详细了解患者生命体征、心电图、血常规、肝肾功能、凝血功能等。术前一天给予易消化饮食，术前2小时禁食禁饮。

2. 皮肤准备　术前一天沐浴、更衣，备皮范围：脐部以下至大腿上1/3，两侧至腋中线，包括外阴部。

3. 术前训练　训练患者深呼吸、憋气、床上大小便，对于合并有前列腺肥大的男性老年患者，可给予留置尿管。

4. 术前宣教　向患者及家属有针对性的介绍手术的目的、意义和方法以及可能会出现的并发症、药物副作用及防范措施与注意事项，使患者更好地配合治疗，以利于手术顺利进行并减少术中和术后的并发症。

五、肺癌经支气管动脉灌注化疗和栓塞治疗的术后护理有哪些？

1. 一般护理　术后4～6小时内每小时监测生命体征变化，观察神态、精神状态变化。若患者出现面色苍白、出冷汗、脉搏细速、腹痛等症状，立即复测血压，防止出血并及时处理。鼓励患者多饮水，以减轻化疗药物对肾脏的毒性，并观察尿液的颜色、形状和量，每日尿量应在2000ml以上。

2. 体位与肢体血运　为防止穿刺动脉出血，术后患者取平卧位，绝对卧床休息24小时；穿刺侧肢体保持伸直，制动6～8小时；穿刺点予无菌纱布加弹力绷带固定包扎12小时，并予沙袋加压6小时；密切观察双下肢皮肤颜色、温度、感觉、肌力及足背动脉搏动情况，警惕动脉血栓形成或动脉栓塞发生。若发生皮肤颜色苍白、温度下降、麻木感、足背动脉搏动消失，提示包扎过紧致血运不良或有血栓形成，应立即通知医生给预处理。

3. 饮食与休息　给予高蛋白、高热量、高维生素、营养丰富易消化的饮食，同时忌油腻、过冷、过硬及辛辣、刺激性食物，少食多餐。注意休息，保证充足睡眠。

4. 栓塞综合征护理　由于动脉被栓塞后器官缺血、水肿、和肿瘤组织坏死所致。主要表现为发热、胸闷、胸骨后烧灼感、肋间痛等，体温一般不超过38℃，一周内基本缓解。严重者可有高热，体温可高于40℃，可给予冰敷、乙醇擦浴或遵医嘱使用退热药物等处理；密切观察体温变化，嘱患者及时更换汗湿衣物，做好口腔、皮肤护理，满足患者的舒适感，评估患者体液丢失的量，根据出汗情况适当补液以维持体液平衡。严密观察患者疼痛的部位、性质、程度等，疼痛较严重者按医嘱给予止痛药物处理。若持续高热，伴胸痛、咳脓性痰，应警惕有肺脓肿的发生，若确诊应遵医嘱应用敏感的抗生素及退热药，同时做好患者的心理护理，减轻焦虑。

六、如何进行肺癌经支气管动脉灌注化疗和栓塞治疗后并发症的观察与护理？

1. 脊髓损伤　是支气管动脉化疗栓塞最严重的并发症。其原因一般认为是由于支气管动脉与脊髓动脉有交通，高浓度的对比剂或药物误入脊髓动脉，造成脊髓细胞损伤或脊髓血供被阻断，而致脊髓缺血所引起。其严重程度及临床表现主要取决于缺血的程度、持续时间及神经元的易损性。常可在术中即开始有脊髓损伤的表现，并逐渐加重，出现感觉、运动动能降低或消失，表现为肢体麻木无力和下肢感觉异常，尿潴留，伸直截瘫。密切观察患者双下肢运动、感觉、肌力及有无尿潴留发生。一旦出现脊髓损伤症状时，应及时通知医生采取措施。遵医嘱使用激素、血管扩张剂及脱水治疗。

2. 动脉内血栓形成　由于动脉插管损伤血管内膜以及化疗药物刺激血管壁加之应用栓塞剂使血液黏度改变，血流缓慢，易导致血栓形成。术后24小时内应密切观察下肢血运情况、足背动脉搏动情况及5P征（即疼痛、麻木、运动障碍、无脉、苍白，是动脉栓塞的典型症状）；每天指导患者进行下肢锻炼，术后24小时适当下床活动。

3. 大咯血、咳痰　由于介入治疗后肿瘤组织大块坏死，瘤体内血管可能破裂，出现咯血、咳痰。嘱患者卧床休息，指导其取患侧卧位，并做好解释工作，消除紧张和恐惧心理。予高流量氧气吸入，鼓励患者咳出滞留在呼吸道的陈血，以免造成呼吸道阻塞和肺不张。按医嘱给予镇静、止血、扩容治疗等。

七、如何对肺癌经支气管动脉灌注化疗和栓塞治疗患者进行健康宣教？

1. 合理安排休息，适当进行户外活动，加强锻炼，增强机体抵抗力。保持乐观开朗的情绪，树立战胜疫病的信心，积极配合治疗。加强营养，进食高热量、高维生素、高蛋白饮食，多进食蔬菜水果，禁烟酒。

2. 注意气候冷暖变化，防止受寒感冒，如发生上呼吸道感染，应及时就医用药，彻底治疗。

3. 定期随访，复查胸片、胸部 CT 等，如有异常及时就诊。

八、什么是肺癌射频消融治疗？

随着射频技术的成熟与发展，它已广泛被应用于无手术指征肺癌患者的治疗。将射频治疗用于肺癌，尤其是周围型肺癌，既能原位灭活癌瘤，又能保护正常肺组织，提高免疫功能，具有特殊的治疗优势，为心肺功能差、不能耐受手术的周围型肺癌者，提供了一种新的治疗方法。

九、肺癌射频消融治疗的适应证与禁忌证有哪些？

1. 适应证

（1）不能手术的非小细胞周围型肺癌。

（2）心、肺功能差或合并全身其他疾病，不能耐受手术者。

（3）转移性肺癌，单侧肺内病灶少于 5 个。

（4）手术探查不能切除的肺癌。

（5）放化疗或其他治疗不佳者；病灶离主要血管和气管 1cm 以上。

2. 禁忌证

（1）重要器官功能严重衰竭者。

（2）肺门病变伴较大空洞者。

（3）中央型肺癌合并阻塞型肺炎者。

（4）肺癌转移至颈、胸椎，椎体破坏严重有瘫痪风险者。

（5）肺部弥漫性转移病灶者。

十、肺癌射频消融治疗的术前护理有哪些？

1. 完善术前各项检查 详细了解患者生命体征、心电图、血常规、肝肾功能、凝血功能等，特别是肺部增强 CT 检查为手术提供可靠依据。

2. 患者训练 术前练习床上大小便；并指导呼吸训练，让患者每次的呼吸幅度尽量一致，避免因呼吸活动度的影响造成进针方向与预设方向不一致而造成不必要的脏器（如胸膜）损伤。

3. 一般护理 术前一天沐浴、更衣，做好皮肤清洁。术前禁食、禁饮 12 小时，以免术中发生呕吐。根据患者心理特点实施有效的心理疏导及松弛疗法，减轻心理压力，满足其心理需求；向患者及家属有针对性的介绍射频消融术的目的、意义和方法以及可能会出现的并发症及注意事项，使患者更好地配合治疗。

十一、肺癌射频消融治疗的术后护理有哪些？

1. 一般护理 患者返回病房后卧床休息 24 小时，平卧 6 小时，6 小时后可将床头抬高 30°～50°。适当床上活动，病情稳定后鼓励离床活动，以促进血液循环防止静脉血栓。合理饮食，给予高蛋白、高热量、富含维生素易消化饮食。

2. 病情观察与对症处理 给予心电监护，密切观察患者生命体征及血氧变化。观察穿刺部位有无渗血、血肿及感染。观察咳嗽、咳痰情况，有痰不易咳出者给予雾化吸入，以减少气胸的发生。给予持续低流量吸氧，询问患者有无胸闷、憋气、疼痛等，如发现异常，立即报告医生，及时处理。告知患者术后可有痰中带血，24 小时内避免剧烈活动和咳嗽。常规给予静脉滴注止血药。

十二、如何进行肺癌射频消融治疗后并发症的观察与护理？

1. 发热 射频治疗使肿瘤组织凝固性坏死，机体吸收后可使体温上升，一般体温在 38℃左右，无需特殊处理，可嘱患者多饮水，3～5 天后体温可恢复正常。发热程度、持续时间常与坏死范围有关，坏死范围越大，发热时间越长，体温越高。如持续高热者，应予物理降温或遵医嘱给予退热药物。

2. 疼痛 穿刺局部胸痛，与壁层胸膜受刺激有关，特别是当肿瘤靠近胸壁时更易发生。术后出现胸痛应查明原因，安慰患者，遵医嘱给予镇痛药物。

3. 气胸 是最常见并发症，观察患者胸痛、咳嗽、呼吸困难的程度，并及时汇报医生采取相应措施。少量气体可不予处置，中至大量气体需胸穿抽气或放置胸腔闭式引流装置，2～3 天大多可吸收。注意保持胸腔闭式引流管通畅，密切观察水封瓶水柱波动及气体排出情况，准确记录胸腔引流液的颜色、性质和量，更换引流瓶时要严格无菌操作。患者可取坐卧位，鼓励患者做适当的深呼吸和咳嗽，以加速胸腔内气体的排出，清楚气道分泌物，促进肺复张。在确定胸闷破口愈合，肺已复张时，先夹闭引流管 24 小时以上，无气促症状后方可拔管。

4. 咳嗽、咳痰 与治疗时刺激支气管有关，剧烈咳嗽者遵医嘱给以止咳药物。并告知患者是因瘤体靠近气管位置，术后坏死组织直接由气管排出所致，鼓励患者尽量将痰咳出来，同时雾化吸入促进排痰。

5. 咯血 多发生在中央型肺癌患者，肿块常包裹或与支气管及大血管粘连致使这些重要脏器损伤。遵医嘱给予止血药，密切观察生命体征，保持呼吸道通畅，观察和记录咯血的性质和量。并做好解释工作，消除紧张和恐惧心理。

6. 胸腔积液 与胸闷受刺激有关，多数患者治疗后都有少至中等量的胸腔积液，多可自行吸收，10%左右需要行胸腔引流。嘱患者卧床休息，采取患侧卧位。

十三、如何对肺癌射频消融治疗患者进行健康宣教?

指导患者注意休息，避免劳累，适当地进行体育锻炼增强体质，加强营养，促进身体康复。定期来院复查，饮食宜清淡易消化，避免进食刺激性较大的食物。

第三节 盆腔肿瘤

一、什么是盆腔肿瘤？其介入治疗方法有哪些?

盆腔肿瘤主要表现为盆腔肿块，以子宫颈癌、卵巢癌、子宫内膜癌等妇科恶性肿瘤为多见，严重危害妇女的生命健康。临床上对晚期、复发性和转移性妇科恶性肿瘤多采用外科手术、化疗和放疗等综合治疗，达到减轻患者痛苦、延长生存时间的目的。但因肿瘤盆腔转移广泛使手术无法切除；患者体质差，免疫功能低下，静脉化疗全身反应大，往往难以耐受化疗毒性；瘤体大、血供不好、放射治疗不敏感等原因致使放射治疗效果差。妇科恶性肿瘤的介入治疗主要指经动脉内灌注化疗栓塞术，具有微创、靶向性强、疗效显著等优点而不断被普及和推广。

二、盆腔肿瘤介入治疗的适应证及禁忌证有哪些?

1. 适应证

（1）妇科恶性肿瘤的术前、放疗前辅助化疗：消灭癌灶周边的微小病灶，使手术切除更彻底，提高患者的生活质量和生存率；对失去手术机会的妇科肿瘤，通过介入化疗使肿瘤缩小，降低临床分期，达到可手术切除之目的，为后续治疗创造条件；放疗患者的化疗增效。

（2）对症治疗：子宫颈癌、内膜癌等肿瘤引起的出血的止血；妇科恶性肿瘤所引起的髂内动静脉瘘的栓塞治疗；妇科恶性肿瘤术后防止肺动脉栓塞置入下腔静脉滤器等。

（3）妇科恶性肿瘤术后辅助治疗。

（4）姑息治疗：不能手术切除的中晚期恶性肿瘤；手术或放疗后复发的治疗。

2. 禁忌证

（1）碘剂和麻醉药过敏。

（2）严重心、肝、肾疾病。

（3）严重血管硬化或穿刺血管严重阻塞病变。

（4）急性炎症和高热患者，严重出血倾向和凝血功能障碍。

（5）严重贫血；穿刺部位感染。

三、盆腔肿瘤介入治疗的术前护理有哪些？

1. 术前检查 完善术前各项检查，详细了解患者生命体征、心电图、血常规、肝肾功能、凝血功能等。

2. 皮肤准备 术前一天沐浴、更衣，备皮范围：脐部以下至大腿上 1/3，两侧至腋中线，包括外阴部。

3. 胃肠道准备 术前一天给予易消化饮食，术前 2 小时禁食禁饮。

4. 常规留置尿管 避免术中膀胱充盈影响手术操作，术前半小时给予镇静剂。

四、盆腔肿瘤介入治疗的术后护理有哪些？

1. 生命体征 术后 4～6 小时内每小时监测生命体征变化，观察神态、精神状态变化。由于抗癌药物对机体的毒性作用或局部癌组织坏死液化吸收致温度升高，一般不超过 39℃，必要时给予物理降温或按医嘱给予退热药物。

2. 肢体血运 术后患者取平卧位，绝对卧床休息 24 小时；穿刺侧肢体保持伸直，制动 6～8 小时；穿刺点予无菌纱布加弹力绷带固定包扎 12 小时，并予沙袋加压 6 小时；嘱患者勿做增加腹压的动作，防止穿刺点出血及血肿形成。密切观察双下肢皮肤颜色、温度、感觉、肌力及足背动脉搏动情况，警惕动脉血栓形成或动脉栓塞发生。若发生皮肤颜色苍白、下肢感觉异常、发麻、肌力减退则及时报告医生予以处理。

3. 会阴部护理 由于介入术后一周左右阴道可能出现流血流液，应保持外阴清洁，预防感染，每日予会阴抹洗。

4. 尿液观察 术后观察排尿的量、颜色，警惕造影剂及化疗药物对肾脏的损害，嘱患者多饮水，促进毒素排出。

5. 疼痛 术后可能出现下腹部、臀大肌、下肢等轻中度阵发性胀痛，手术当天可适当给予镇静药物及止痛药物，术后第 2 天根据疼痛情况按医嘱给予口服止痛药。

6. 饮食护理 术后第一天进食少量半流质，一般患者会出现不同程度的恶心、呕吐、食欲下降等消化道反应，应鼓励患者进食，少食多餐，食易消化、清淡、营养均衡食物，以补充机体需要。

五、如何进行盆腔肿瘤介入治疗后并发症的观察及护理？

1. 介入术后栓塞综合征的观察与护理

（1）发热：由术后肿瘤组织坏死吸收或继发感染引起。一般在 38℃左右，无自觉不适者，不需要药物处理，发热时应多饮水；若体温在 39℃以上，可给予冰敷、乙醇擦浴或使用退热药物；密切观察体温变化，嘱患者及时更换汗湿衣物。

（2）胃肠道反应：主要由化疗药物引起的毒副作用，表现为不同程度的恶心、呕吐、腹痛。术前可遵医嘱给予止吐药物，手术前后使用雷尼替丁或西咪替丁，可预防应激性溃疡。并注意观察患者的进食量、呕吐量及性质，及时清理呕吐物，保持环境清洁。

（3）腹胀、腹痛：腹痛较严重者按医嘱给予止痛药物，并指导患者放松的方法分散注意力。

2. 子宫动脉或髂内动脉栓塞者 会出现下腹部疼痛不适，重者出现臀部疼痛及下肢沉重感；如发生神经损伤，表现为下肢乏力、感觉异常，重者下肢麻痹，应严密观察患者，多与其交流术后感受，出现异常及时报告医生。

3. 出血

（1）阴道少量出血：与栓塞后子宫壁充血渗出有关，不会对患者构成影响，随着渗出减少，积液自行吸收，阴道流血亦可行停止。想患者解释术后有黄白色分泌物排出，2～4 天时较多，注意观察分泌物的量及性质，保持外阴清洁。

（2）局部血肿或出血：常为术中穿刺器械过粗及术后压迫止血不够引起，表现为穿刺部位皮下肿胀、腹胀不适和瘀斑；严重者可造成盆腔腹膜后血肿，引起髂静脉、膀胱或股神经压迫症状，出血多时发生休克而危及生命。术前应了解患者的凝血机制是否正常；拔管后采用正确压迫止血方法，使用加压包扎法，穿刺侧肢体保持伸直制动 6～8 小时，卧床休息 24 小时；一旦发生出血或血肿可延长加压时间，并按医嘱给予止血药物，加强巡视。

4. 动脉内血栓形成 由于动脉插管损伤血管内膜，以及化疗药物刺激血管壁加之应用栓塞剂使血液黏度改变，血流缓慢，易导致血栓形成。术后 24 小时内应密切观察下肢血运情况、足背动脉搏动情况及 5P 征（即疼痛、麻木、运动障碍、无脉、苍白，是动脉栓塞的典型症状）；每天指导患者进行下肢锻炼，术后 24 小时是当下床活动。

六、如何对盆腔肿瘤介入治疗患者进行健康宣教？

1. 注意休息，保证充足睡眠，避免腹部碰撞和剧烈活动，避免重体力活动，劳逸结合，适当锻炼以增强体质。

2. 饮食少食多餐，可进食高热量、适量优质蛋白、低脂饮食，多食蔬菜水果，保持大便通畅。

3. 指导患者按时服用药物，保持良好心态，以乐观的态度面对疾病。

第四节　子 宫 肌 瘤

一、什么是子宫肌瘤？其介入治疗原理是什么？

子宫肌瘤是最常见的子宫良性肿瘤，多见于 30～50 岁女性。发病原因尚不明确，根据子宫肌瘤的好发年龄、生长，以及有关的实验研究均提示与体内雌激素水平增高有关。选择性子宫动脉栓塞治疗是最常用、有效的方法之一，具有操作简便、不开腹、创伤小、手术安全、完整保留子宫及其功能的优点。其原理是：经数字减影血管造影（DSA）明确子宫肌瘤的血供情况后，超选择插管栓塞子宫动脉，使子宫肌瘤缺血而逐渐萎缩，改善临床症状。

二、子宫肌瘤的临床表现有哪些？

临床表现与肌瘤的生长部位、大小、生长速度等有关。临床上 50%以上的子宫肌瘤患者没有症状，多在体检时发现。典型临床表现有：

1. 月经过多 为最常见的症状，表现为月经周期缩短、经期延长、经量增多。

2. 下腹包块 患者在下腹触摸到包块，质硬且形状不规则，尤其当膀胱充盈时明显。

3. 白带增多 由于宫腔扩大，内膜腺体分泌增多，使阴道分泌物增多。

4. 腰酸、下腹坠痛、腹痛

5. 压迫症状 肌瘤增大后压迫膀胱时可有尿频、尿急、排尿困难、尿潴留等症状；压迫直肠可致便秘、大便不畅等。

6. 不孕或流产

7. 继发性贫血 长期月经过多导致贫血，严重时患者有乏力、气短、面色苍白、心慌等症状。

8. 妊娠并发症 妊娠时，大的肌瘤会造成习惯性流产或早产。若妊娠靠近子宫颈口，分娩时会阻碍产道造成难产或产后出血。

三、子宫动脉栓塞治疗的适应证与禁忌证有哪些？

1. 适应证

（1）绝经期前的育龄期女性。

（2）保守治疗（包括药物治疗及肌瘤局部切除术）无效或术后复发者。

（3）子宫肌瘤诊断明确，且引起的月经量过多导致贫血或占位压迫症状明显者。
（4）要求保留子宫及生育功能且拒绝手术者。
（5）无症状性子宫肌瘤，肌瘤直径＞4cm。
（6）体弱或合并严重内科疾病不能耐受手术者。
（7）巨大子宫肌瘤子宫切除前辅助性栓塞治疗。

2. 禁忌证

（1）碘剂及麻醉药过敏。
（2）严重心肝肾疾病。
（3）严重血管硬化及穿刺血管阻塞病变。
（4）急性炎症和高热、严重出血倾向和凝血功能障碍。
（5）穿刺部位感染。
（6）严重贫血者。
（7）妊娠。
（8）怀疑子宫平滑肌肉瘤及子宫肌瘤生长迅速怀疑肉瘤变者。

四、子宫动脉栓塞的术前护理有哪些？

1. 营养支持 术前加强营养，改善贫血，增强机体抵抗力。

2. 做好辅助检查 进行各项检查，了解肝肾功能、凝血功能等；完成影像学检查，包括盆腔MRI，精确了解子宫、附件情况，包括肌瘤数目、大小、位置、血供、类型及子宫内膜情况。

3. 皮肤准备 术前一日沐浴、更衣，行手术野皮肤准备，备皮范围为脐部以下至大腿上1/3，两侧至腋中线，包括外阴部。

4. 胃肠道准备 介入手术前一天给予清淡易消化饮食，术前6小时禁食、禁饮。便秘者术前晚酌情给予泻药或灌肠，可避免术中肠道内容物造成伪影或麻醉后肛门括约肌松弛排便污染手术台。

5. 留置尿管 术前常规留置尿管，避免膀胱充盈影响手术操作。

6. 健康宣教 向患者讲解卧位的重要性，术前练习床上排便；讲解术后注意事项及可能出现的并发症等。

五、子宫动脉栓塞的术后护理有哪些？

1. 一般护理 术后每小时监测生命体征变化，观察患者有无发热、腹部胀痛等。取平卧位，穿刺肢体制动，穿刺部位弹力绷带加压包扎6小时，嘱患者勿做增加腹压的动作（如咳嗽、打喷嚏、屈膝、用力排便等）。

2. 穿刺点护理 术后24小时密切观察穿刺点部位有无出血、渗血、皮肤颜色、温度及足背动脉搏动情况，并保持敷料清洁干燥，发现异常及时处理。

3. 预防感染 遵医嘱合理使用抗生素，观察患者体温变化，栓塞后坏死组织会从阴道排出，每天清洁会阴部两次保持清洁干燥。

六、如何进行子宫动脉栓塞并发症的观察与护理？

1. 发热 栓塞后肌瘤缺血坏死造成的机体吸收热，体温一般在38℃左右。发热期间注意观察体温变化，指导患者多饮水，及时更换潮湿衣服，避免着凉。并告知患者发热的原因做好心理护理。

2. 疼痛 子宫动脉栓塞后引起肌瘤缺血缺氧坏死，可致患者下腹部疼痛、腹胀及臀部疼痛。持续时间不等，一般24小时内疼痛较剧烈、3天后逐渐缓解。向患者讲解疼痛的原因，指导患者分散注意力的方法，必要时按照医嘱给予镇痛药物。

3. 恶心呕吐 给予对症处理，进食清淡易消化的食物。

4. 阴道出血 一般持续3～4天，由子宫内膜缺血坏死脱落导致。

5. 泌尿生殖系统感染 按医嘱给予抗生素治疗，并嘱患者多饮水，利于炎症消退。

七、如何对子宫动脉栓塞患者进行健康宣教？

1. 注意劳逸结合，保证充足睡眠，避免腹部碰撞和剧烈运动，避免重体力活动，适当锻炼增强体质。

2. 加强营养，进食高热量、适量优质蛋白、低脂富含铁等补血食品，多食水果、蔬菜，保持大便通畅。

3. 注意个人卫生、保持外阴部清洁，术后 3 个月内禁止性生活及盆浴，预防泌尿生殖系统感染，1 年内避孕。

4. 定期复查，1～3 个月常规妇科检查，6～12 个月复查 B 超，以观察瘤体的缩小和排出情况。

第五节 肾 癌

一、什么是肾癌？其介入治疗方法有哪些？

肾癌又称为肾细胞癌或肾实质癌，是最常见的肾脏实质恶性肿瘤，占肾恶性肿瘤的 80%～90%，多见于 40 岁以上患者。肾癌早期常无症状，其三大临床症状为血尿、肿块、肾区痛，间歇性无痛性血尿说明肿瘤浸润血管或侵及肾盂肾盏。

手术切除是治疗肾癌的首选方法，但其创伤大，对于晚期肾癌、双侧或孤立性肾癌、年老体弱者并不适用，而且无症状性小肾癌的治疗，越来越趋向于保留肾功能单位的治疗方法。随着影像与微创技术的发展，介入治疗应用逐渐广泛。肾动脉化疗栓塞对不可切除肾癌可以获得二期手术切除机会，对肾癌破裂出血可急诊栓塞控制出血并栓塞肿瘤，也可对肾癌进行姑息性治疗。另外，射频消融治疗肾癌目前已经积累了较为丰富的临床经验，尤其射频消融联合肾动脉化疗栓塞治疗肾癌安全可行、疗效确切。

二、什么是肾癌肾动脉化疗栓塞？

肾动脉栓塞治疗是指通过栓塞组织肿瘤的供血，使之广泛坏死、缩小，同时静脉灌注化疗药物，提高局部药物浓度，增加化疗药物在肿瘤组织的首过效应而发挥治疗效果。肾癌术前行肾动脉栓塞治疗，可使肿瘤明显缩小、有利于手术剥离、减少术中出血，缩短手术时间，并可减少肿瘤细胞扩散，提高手术成功率和治愈率。

三、肾癌肾动脉栓塞的适应证与禁忌证有哪些？

1. 适应证

（1）肿瘤已突破肾包膜而无远处转移者，做术前栓塞。

（2）不宜手术的肾癌，做姑息性治疗。

（3）肾肿瘤引起的出血。

（4）肿瘤性肾动脉瘘的栓塞治疗。

2. 禁忌证

（1）严重心、肺、肝功能不全的患者。

（2）凝血功能障碍，无法纠正者。

（3）严重的泌尿系统感染者。

（4）双侧肾功能病变患者或肾功能不全患者。

（5）全身状况差或恶病质者。

四、肾癌肾动脉栓塞的术前护理有哪些？

1. 完善术前检查 完善术前各项检查，详细了解患者生命体征、心电图、血常规、肝肾功能、凝血功能等。

2. 患者准备 术前一天沐浴、更衣，备皮范围：脐部以下至大腿上 1/3，两侧至腋中线，包括外阴部。训练患者深呼吸、憋气、床上大小便，对于合并有前列腺肥大的男性老年患者，可给予留置尿管。术前一天给予易消化饮食，术前 2 小时禁食禁饮。

3. 术前宣教 向患者及家属有针对性的介绍介入手术的目的、意义和方法以及可能会出现的并发症、药物副作用及防范措施与注意事项，使患者更好地配合治疗，以利于手术顺利进行并减少术中和术后的并发症。

五、肾癌肾动脉栓塞的术后护理有哪些?

1. 一般护理 术后 4～6 小时内每小时监测生命体征变化，观察神态、精神状态变化。若患者出现面色苍白、出冷汗、脉搏细速、腹痛等症状，立即复测血压，防止出血并及时处理。术后 2 小时后鼓励患者进高蛋白、高热量、高维生素、易消化、清淡、营养均衡半流质饮食。

2. 肢体血运 术后绝对卧床休息 24 小时；穿刺侧肢体保持伸直，制动 6～8 小时；穿刺点予无菌纱布加弹力绷带固定包扎 12 小时，并予沙袋加压 6 小时；密切观察双下肢皮肤颜色、温度、感觉、肌力及足背动脉搏动情况，警惕动脉血栓形成或动脉栓塞发生。

六、肾癌肾动脉栓塞术后不良反应如何护理?

1. 发热 由术后肿瘤组织坏死吸收或继发感染引起。一般在 38℃左右，无自觉不适者，不需要药物处理，发热时应多饮水；若体温在 38.5℃以上，可给予冰敷、乙醇擦浴或遵医嘱使用退热药物等处理，并根据出汗情况适当补液以维持体液平衡。为排除发热是否为继发感染所致，及时为患者做血常规检测，必要时抽血做细菌培养及药敏试验，遵医嘱使用抗生素。

2. 腰部疼痛 由肾肿瘤栓塞后缺血或痉挛所致，栓塞开始时即可出现，一般持续 6～12 小时，疼痛与栓塞程度成正比。应严密观察患者疼痛的部位、性质、程度等，疼痛较严重者按医嘱给予止痛药物，并指导患者放松的方法分散注意力。

3. 恶心、呕吐 因栓塞剂和化疗药物刺激所致。嘱患者呕吐时头偏向一侧，防止误吸导致呛咳或者窒息，并注意观察呕吐物的颜色、性质和量，给予温水漱口，擦洗面部，保持口腔清洁，及时清理呕吐物，保持环境清洁。呕吐频繁、量多者，给予适当补液。

4. 肾脏毒副反应 有些抗癌药物如顺铂对肾脏有较强的毒性，术前做好解释，术后 3 天之内应鼓励患者多饮水，增加输液量，并适当应用利尿剂，监测肾功能、尿常规。保证每日入液量在 3000ml 以上，尿量在 2000ml 以上，碱化尿液，加速药物从肾脏排泄，减轻毒副作用。

5. 肝功能损害 许多药物不同程度损伤肝脏，故介入手术前后均应常规检查肝功能，术后行保肝治疗。

七、如何进行肾癌肾动脉栓塞并发症的观察与护理?

1. 动脉内血栓形成 由于动脉插管损伤血管内膜，以及化疗药物刺激血管壁加之应用栓塞剂使血液黏度改变，血流缓慢，易导致血栓形成。术后 24 小时内应密切观察下肢血运情况、足背动脉搏动情况及 5P 征，24 小时后适当下床活动。

2. 非靶器官栓塞 出现非靶器官如下肢动脉以及肠系膜上、下动脉及肺动脉的栓塞，常见原因是造影未能明确观察到有动静脉瘘或推注栓塞剂时力量较大致栓塞剂的反流。

3. 肾脓肿 栓塞治疗后化脓性感染，术后遵医嘱给予抗生素预防感染。

八、如何对肾癌肾动脉栓塞患者进行健康宣教?

合理安排休息，适当进行户外活动，加强锻炼，增强机体抵抗力。保持乐观开朗的情绪，树立战胜疾病的信心，积极配合治疗。加强营养，进食高热量、高维生素、高蛋白饮食，多进食蔬菜水果，禁烟酒。定期复查，如有异常及时就诊。

九、肾癌射频消融治疗的适应证与禁忌证有哪些?

随着影像技术的发展，作为微创治疗，经皮射频消融治疗肾癌已广泛应用于临床。

1. 适应证

（1）不能手术或不能耐受手术，或拒绝手术的肾癌患者。

（2）肾癌同时伴有其他严重疾病，如冠状动脉疾病、周围血管疾病或糖尿病等。

（3）部分肾功能不全患者。

（4）孤立肾（曾行单侧性根治性肾切除术，现双侧出现转移的患者）。

（5）双侧多发性肾肿瘤，特别是具有家族遗传趋势肾多发肿瘤综合征的患者。

2. 禁忌证

（1）肿瘤巨大或多发癌。

（2）合并肾静脉主干及下腔静脉癌栓、邻近器官侵犯或远处转移。

（3）不可纠正的凝血功能障碍和明显的血象异常，具有明显出血倾向者。

（4）合并急性感染。

（5）顽固性大量腹水、恶病质。

（6）肝、肾、肺等重要脏器功能衰竭。

（7）肾血管畸形。

（8）近期发生的急性心肌梗死或不稳定性心绞痛。

十、肾癌射频消融治疗的术前护理有哪些?

详细了解患者生命体征、心电图、血常规、肝肾功能、凝血功能等，凝血功能差的按医嘱给予维生素 K_1 及护肝药物改善凝血机制。术前一天沐浴、更衣，做好皮肤清洁；练习床上大小便；术前禁食、禁饮 12 小时，以免术中发生呕吐。

十一、肾癌射频消融治疗的术后护理有哪些?

1. 一般护理　术后予床边心电监护密切监测生命体征，嘱患者静卧 6～12 小时后可自行轻微活动，避免剧烈运动或用力活动，避免受外力碰撞。穿刺局部用无菌纱布敷盖，保持清洁干燥，防止感染发生。

2. 饮食护理　术后 6 小时禁食，如无不良主诉第 1 天进普食，多饮水，进食易消化、高蛋白、高维生素、高热量、低脂肪食物，少食多餐，忌生冷、辛辣、刺激性食物，并观察进食后有无恶心、呕吐、腹胀等症状。

十二、如何进行肾癌射频消融治疗后并发症的观察与护理?

1. 发热　射频治疗使肿瘤组织凝固性坏死，机体吸收后可使体温上升，一般体温在 38℃左右，无需特殊处理，可嘱患者多饮水，建议患者每日饮水在 2000ml 以上，3～5 天后体温可恢复正常。发热程度、持续时间常与坏死范围有关，坏死范围越大，发热时间越长，体温越高。如持续高热者，应予物理降温或遵医嘱给予退热药物。

2. 疼痛　大多数为穿刺部位的疼痛，因肿瘤坏死所致。一般疼痛症状较轻，可耐受，疼痛不能忍受时，遵医嘱给予药物止痛，并观察用药后疼痛的缓解程度。提供安静舒适的环境、协助患者取舒适卧位，通过分散注意力等措施缓解患者的紧张心理。

3. 血尿　高温消融使流经肿瘤部位血液中红细胞破坏，释放血红蛋白，导致血红蛋白尿。术前行尿常规检查、肾功能检查，术后密切观察尿液的颜色、性质、量。当尿少时应快速补充血容量，同时使用利尿剂，保持 24 小时尿量 2000ml 以上。当出现血红蛋白尿时，为防止肾小管被堵塞应按医嘱予碱化尿液。

4. 肾盂血肿　血肿小不需要特别处理，一到两周可自行吸收。嘱患者卧床休息，减少活动。血肿较大时嘱患者绝对卧床休息，观察患者局部疼痛情况、尿液颜色和体温变化、超声观察泌尿系统变化。遵医嘱给予止血药物或成分输血，应用抗生素防止感染。嘱患者多饮水，必要时应用利尿剂促进血块排出，避免血块堵塞输尿管损害肾功能。并做好患者的心理安慰工作，解除紧张情绪。

5. 肾衰竭 射频消融治疗使癌细胞坏死，大量蛋白分解，其产物被吸收入血后可产生蛋白尿，再加上治疗前禁食、术中出汗较多，易发生水和电解质平衡失调而导致肾衰竭的发生。术后密切观察患者神志、生命体征、尿量、尿的颜色和性质，记录出入量，鼓励患者多饮水，同时术后加强补液。

十三、如何对肾癌射频消融治疗患者进行健康宣教？

指导患者注意休息，避免劳累，适当进行体育锻炼增强体质，加强营养，促进身体康复。进食清淡易消化饮食，避免进食刺激性较大的食物。定期随访复查腹部 CT 或 MRI 了解肿瘤有无残留或复发。

第六节　恶性骨肿瘤

一、什么是骨肿瘤？其介入治疗方法有哪些？

骨肿瘤是发生于骨骼或其附属组织的肿瘤。分良性骨肿瘤和恶性骨肿瘤两大类，其中良性骨肿瘤易根治，预后良好，恶性骨肿瘤发展迅速，预后不良，死亡率高。恶性骨肿瘤又分为原发性和继发性，原发性骨肿瘤多见于青少年和中年人，常见的有骨肉瘤、尤文肉瘤、软骨肉瘤、恶性纤维组织细胞瘤等。继发性骨肿瘤（骨转移瘤）多见于中老年人，常见的原发肿瘤是肺癌、乳腺癌、肾癌、前列腺癌及甲状腺癌等。恶性骨肿瘤的治疗方法很多，如手术、化疗和放疗等，但治疗效果均不够理想，介入治疗从手术前肿瘤供血动脉内灌注化疗，已发展为治疗中不可缺少的一种新方法，是术前、术后综合治疗的重要组成部分。

二、恶性骨肿瘤介入治疗的适应证与禁忌证有哪些？

1. 适应证

（1）凡血供丰富的原发骨恶性肿瘤及单发性转移瘤均适宜动脉灌注化疗及栓塞治疗。

（2）术后复发姑息治疗也可行动脉内化疗或栓塞。

2. 禁忌证

（1）对化疗药物不敏感的恶性肿瘤。

（2）有丰富侧支吻合，栓塞可能导致临近组织坏死者或已做动脉结扎者不能行栓塞手术。

三、恶性骨肿瘤介入治疗的术前护理有哪些？

1. 完善术前检查 了解患者基本情况，患病部位，凝血功能，心、肝、肾功能。

2. 健康宣教 向患者及家属讲解手术的目的、常规操作方法、术前准备项目、术后注意事项及可能出现的并发症。使患者及家属对治疗有所了解，能积极配合临床治疗，以取得好的临床治疗效果。术前指导患者床上大小便。术前两小时禁食、禁水，减轻术中可能出现的恶心、呕吐等不适。

四、恶性骨肿瘤介入治疗的术后护理有哪些？

1. 生命体征 术后 4～6 小时内每小时监测生命体征变化，观察神态、精神状态变化。由于抗癌药物对机体的毒性作用或局部癌组织坏死液化吸收致温度升高，一般不超过 39℃，必要时给予物理降温或按医嘱给予退热药物。

2. 穿刺点护理 术后患者取平卧位，绝对卧床休息 24 小时；穿刺侧肢体保持伸直，制动 6～8 小时；穿刺点予无菌纱布加弹力绷带固定包扎 12 小时，并予沙袋加压 6 小时；嘱患者勿做增加腹压的动作，防止穿刺点出血及血肿形成。

3. 预防动脉血栓形成 由于动脉插管损伤血管内膜，以及化疗药物刺激血管壁加之应用栓塞剂使血液黏度改变，血流缓慢，易导致血栓形成。密切观察双下肢皮肤颜色、温度、感觉、肌力及足背动脉搏动情况，若发生皮肤颜色苍白、下肢感觉异常、发麻、肌力减退则及时报告医生予以处理。

4. 尿液观察　术后观察排尿的量、颜色，警惕造影剂及化疗药物对肾脏的损害，嘱患者多饮水，促进毒素排出。

5. 饮食护理　术后第一天进食少量半流质，一般患者会出现不同程度的恶心、呕吐、食欲下降等消化道反应，应鼓励患者进食，少食多餐，食易消化、清淡、营养均衡食物，以补充机体需要。

6. 化疗药物不良反应的处理　常见有消化道反应，骨髓抑制，心、肝、肾的毒性反应等。严密观察生命体征，如出现恶心、呕吐、腹痛、腹泻、乏力、心悸等不适，及时报告医生。对于应用铂类化疗药的患者应进行水化，术后每日常规输入2500～3000ml液体，嘱患者多饮水，每日尿量3000ml以上，以促进排毒。

五、如何对恶性骨肿瘤介入治疗患者进行健康宣教？

因骨肿瘤本身已破坏了骨骼的完整性，介入操作又进一步加重了患病部位的损伤，应告知患者适度活动的重要性，并告知外出应戴口罩，根据天气增减衣物，以预防因白细胞降低引起的感染。饮食少食多餐，可进食高热量、适量优质蛋白、低脂饮食，多食蔬菜水果，保持大便通畅。

第七节　胃　　癌

一、什么是胃癌？其介入治疗方法有哪些？

胃癌是我国常见的恶性肿瘤之一，好发年龄在50岁以上，男性发病率明显高于女性。早发现、早诊断、早治疗是提高胃癌疗效的关键。为了改进中晚期胃癌患者的治疗方法和手段，提高其生存期和生存质量，介入治疗已成为改善胃癌患者生存状况的重要部分。有研究认为腹腔转移是胃癌复发最常见的形式，治疗很困难。采用动脉插管介入性化疗灌注取得比较明显效果，不仅肠梗阻症状好转，而且延长了生存期。用介入放射学方法治疗胃癌，为中晚期患者提供了一条新的途径。目前比较成熟的方法包括病灶切除部位动脉内大剂量冲击化疗及连续长期动脉内化疗灌注。

二、胃癌介入治疗的适应证与禁忌证有哪些？

1. 适应证

（1）拒绝外科手术的患者。

（2）外科手术不能切除的患者，可以改善生活质量，延长了生存期。

（3）胃癌根治切除术或股息切除术前、术后的辅助化疗

（4）癌性溃疡伴大出血者。

（5）术后复发不能或不愿意再次手术。

（6）合并消化道、吻合口出血，保守治疗无效者。

（7）与靶向药物、生物治疗等措施联合实施，以提高疗效者。

2. 禁忌证

胃癌的介入治疗无绝对的禁忌证，但一般以下几种情况不鼓励行介入术：

（1）心、肝、肺、肾功能不全者。

（2）凝血功能障碍者。

（3）全身广泛转移者。

（4）全肾衰竭恶病质状态者。

（5）伴有严重感染者。

三、胃癌介入治疗的术前护理有哪些？

完善各项术前准备，了解患者凝血功能状况、肝肾功能、心电图等；检查双侧股动脉和足背动脉搏动情况；指导患者进行深呼吸、憋气、咳嗽动作和床上大小便训练；嘱患者术前2小时禁食、禁饮。同时根据患者心理特点实施有效的心理疏导及松弛疗法，减轻心理压力，满足其心理需求；

向患者及家属有针对性的介绍介入手术的目的、意义和方法以及可能会出现的并发症、药物副作用及防范措施与注意事项，使患者更好地配合治疗，以利于手术顺利进行并减少术中和术后的并发症。

四、胃癌介入治疗的术后护理有哪些?

1. 术后一般护理 术后4～6小时内每小时监测生命体征变化，观察神态、精神状态变化；由于抗癌药物对机体的毒性作用或局部癌组织坏死液化吸收致温度升高，一般不超过39℃，必要时给予物理降温或按医嘱给予退热药物；术后观察排尿的量、颜色，警惕造影剂及化疗药物对肾脏的损害，嘱患者多饮水，促进毒素排出；术后可能出现下腹部、臀大肌、下肢等轻中度阵发性胀痛，按医嘱给予镇静药物及止痛药物。

2. 术后患者肢体血运观察 术后患者取平卧位，绝对卧床休息24小时；穿刺侧肢体保持伸直，制动6～8小时；穿刺点予无菌纱布加弹力绷带固定包扎12小时，并予沙袋加压6小时；嘱患者勿做增加腹压的动作，防止穿刺点出血及血肿形成。密切观察双下肢皮肤颜色、温度、感觉、肌力及足背动脉搏动情况，警惕动脉血栓形成或动脉栓塞发生。若发生皮肤颜色苍白、下肢感觉异常、发麻、肌力减退则及时报告医生予以处理。

3. 饮食护理 胃癌介入术后进食量应由少到多、由稀到稠逐渐适应，如饮水、米汤、牛奶，稀饭过渡到普食，进食时要细嚼慢咽，以减轻残胃负担，注意膳食多餐。多补充蛋白质、热量、维生素以及铁剂，原则上以易消化吸收、无刺激性为主。

五、如何进行胃癌介入治疗并发症的观察与护理?

1. 胃肠道反应 由于化疗药物对胃肠道黏膜的直接损害，出现恶心、呕吐和胃黏膜损伤，可遵医嘱使用止吐药、胃黏膜保护剂等。呕吐严重时，将患者头偏向一侧，以防呕吐物吸入气管而窒息，鼓励患者多进食清淡易消化的食物，一般2～3天后症状可缓解。

2. 出血、穿孔 化疗药物的损伤及动脉栓塞后局部缺血造成胃黏膜破溃，应激反应造成胃黏膜糜烂是造成出血、穿孔发生的两大原因。通常以轻微出血较多见，不一定出现黑便，大便隐血可呈阳性，严重者可引起穿孔。术后应观察患者有无腹痛、呕血、黑便，密切监测生命体征变化，特别是血压变化，如有异常及时报告医生进行处理。

3. 急性胰腺炎 化疗药物经胰十二指肠动脉或脾动脉的胰背动脉分支进入胰腺组织可致急性胰腺炎，但较少发生。一旦怀疑应予禁食，查血清淀粉酶、尿淀粉酶，遵医嘱用药。

六、如何对胃癌介入治疗患者进行健康宣教?

嘱患者注意休息，保证充足睡眠，保持心情舒畅，适量活动，避免劳累及受凉；遵医嘱口服助消化剂及抗贫血药物；保持大便通畅，并观察有无黑便、血便，发现异常及时就诊；如有腹痛、反酸、嗳气甚至恶心、呕吐者及时检查，及早治疗；饮食规律、少食多餐，清淡饮食，避免生冷、坚硬、辛辣等刺激性食物，多进食蔬菜水果，少进咸菜和腌制食物，不食霉变食物。

第八节　直肠恶性肿瘤

一、什么是直肠癌? 其介入治疗的原理有哪些?

直肠癌是常见的直肠恶性肿瘤之一。我国直肠癌患者的早期就诊率低，误诊率高，中晚期病例较多，手术切除率低，预后差，临床治疗的难度大。手术与放疗、化疗、分子靶向治疗和生活调节等非手术治疗相结合的综合治疗，是直肠癌治疗水平所推崇的模式。虽然手术治疗是治疗直肠癌的首选方式，但是单纯手术后复发率较高，尤其是低位直肠癌保肛术后局部复发率更高。^{125}I粒子组织间植入治疗是近年来兴起的一种降低肿瘤局部复发的辅助治疗手段。通过手术或微创介入方法把带有放射性的粒子植入病变内或实体内，实现对病变组织的低剂量、持续性、长时间的放射治疗，从而达到降低肿瘤局部复发的目的，体现了放射近距离的优势，具有安全、微创、并发症少和疗效肯定的优点。

二、^{125}I 粒子植入治疗直肠癌的适应证和禁忌证有哪些？

1. 适应证

（1）不能耐受大范围淋巴结清扫或为了保存重要器官功能而有可能有肿瘤残存者。

（2）晚期直肠癌和复发病例的姑息治疗。

2. 禁忌证

（1）不宜放射性治疗（如血液病等）及有麻醉禁忌患者。

（2）病灶范围广泛。

（3）恶病质、全肾衰竭。

（4）肿瘤部位有活动性出血、坏死或溃疡。

（5）严重糖尿病。

三、^{125}I 粒子植入治疗直肠癌的术前护理有哪些？

1. 术前评估及常规检查　评估患者的一般情况，常规测血常规、出凝血时间、血生化、免疫检查、心电图等。嘱患者术前 24 小时进流质饮食，术前 6 小时禁食水。

2. 手术野皮肤准备　备皮范围应手术野外扩 5cm。

3. 体位训练　直肠癌患者粒子植入手术需要采取俯卧位，协助患者进行体位训练，增强耐受力。

4. 健康宣教　耐心解释，做好疾病相关知识、手术方法及原理的宣教，尽量消除患者及家属对辐射的焦虑、恐惧心理。

四、^{125}I 粒子植入治疗直肠癌的术后护理有哪些？

1. 一般护理　术后予床边心电监护密切监测生命体征，嘱患者静卧 6 小时，避免深呼吸，剧烈运动或用力活动；避免受外力碰撞；穿刺局部用无菌纱布敷盖，保持清洁干燥，防止感染发生；保持病室空气清新洁净，室温 22～25℃，尽量减少热气与散在放射线结合污染环境，减少患者局部发热不适及感染，使患者在较清凉环境中接受治疗。

2. 会阴护理　嘱患者保持局部皮肤清洁干燥，可用 1∶5000 的高锰酸钾溶液坐浴，也可根据皮肤的特点，给予相应的护理。

3. 放射防护　术后尽量安排患者在单人病房，并嘱其术后不要随意串病房、外出，缩小活动范围，尽量减少对其他人的辐射，向患者及家属讲明防护的重要性。做好：

（1）隔离防护：^{125}I 粒子半衰期较长、能量较低、放射线较短，易于防护，患者盖防护铅布或穿铅衣遮盖住粒子植入部位，即能起到隔绝射线的作用。

（2）距离防护：^{125}I 粒子辐射源对周围空气产生的射线照射率是随着距离的增加而减少，故距离防护最为简易，距离患者 50cm 基本无放射活性，保持一米的距离就完全能达到防护目的。对于植入粒子较为表浅且放射剂量较大的，嘱其家属尽量不要站在患者粒子植入的一侧，防止长期受照射。

（3）时间防护：需要与患者近距离接触，但又没有防护设备时，应尽量缩短接触时间，瞬间的接触基本不会有什么伤害。医护人员应将各种操作集中进行，操作时动作要轻快，避免受照时间过长。

五、如何进行 ^{125}I 粒子植入治疗直肠癌后并发症护理？

1. 放射性肠炎　低剂量放射累计可导致放射性肠炎，临床表现为腹痛、大便稀薄和次数增多。根据医嘱给予抗生素治疗、及时纠正水电解质紊乱；指导患者合理饮食，鼓励多饮水；每次便后给予肛周护理，出现血便时根据医嘱给予药物保留灌肠，灌肠时间尽量安排在睡前进行，可使药物吸收时间延长，增加疗效。

2. 放射性膀胱炎 患者表现为尿频、夜尿增多，不伴排尿困难。及时按医嘱予抗感染及对症治疗，嘱患者多饮水，每天饮水2000～2500ml，每次排尿后注意外阴及尿道口清洁；出现血尿时，可行膀胱灌注止血药物治疗，导尿时严格无菌操作防止逆行感染。

3. 出血 术后密切观察穿刺点敷料有无渗血，有无便血，24小时内应密切观察患者生命体征变化；遵医嘱给予输血、输液、止血等处理。

4. 肺栓塞 种植的粒子可能会丢失或移位到肠系膜表面，可随血液迁移引起肺栓塞。术后严密观察患者生命体征变化，如出现呼吸困难、胸痛、发绀等症状应立即报告医生给予相应处理，同时嘱患者绝对卧床休息，勿深呼吸，避免剧烈咳嗽、用力等。

六、如何对 ^{125}I 粒子植入治疗直肠癌患者进行健康教育？

1. 饮食护理 指导患者进食营养丰富、清淡易消化的高蛋白、高热量、低脂肪和低糖少渣的温和性食物，避免进食过冷、过热、刺激及油炸食物，少吃产气食品。

2. 放射防护 患者家属在6个月内不得与患者同住一个房间，条件允许不得同住一张床，并且床间距离最好在2米以上，孕妇和未成年人不得与患者同住一家。

3. 术后随访 指导患者自我观察病情，定期复查。如出现便血、不明原因的食欲下降及消瘦、造口排便困难等，及时就诊。

第九章　非血管介入治疗护理

第一节　梗阻性黄疸

一、什么是梗阻性黄疸？其介入治疗的原理是什么？

梗阻性黄疸是由于肝外胆管或肝内胆管阻塞所致的黄疸，前者称为肝外梗阻性黄疸；后者称为肝内梗阻性黄疸。30 岁以下以肝细胞性黄疸为多见，而中年（40 岁以上）有右上腹绞痛或黄疸史者多见为 CBD 结石梗阻性黄疸或肿瘤梗阻性黄疸。梗阻性黄疸进行性加重或有明显波动者应考虑到肝内外梗阻；梗阻性黄疸尤其是恶性梗阻性黄疸多见皮肤瘙痒，而肝细胞性则较少见。肝外梗阻性黄疸较深，体检时可发现肝脏肿大。本文主要讲述的梗阻性黄疸的介入手术治疗为 PTCD 术（经皮肝穿刺胆道引流），PTCD 术是在 X 线或 B 超引导下，利用特制穿刺针经皮穿入肝内胆管，再将造影剂直接注入胆道而使肝内外胆管迅速显影，同时通过造影管行胆道引流。

二、梗阻性黄疸的临床表现是什么？

皮肤呈暗黄或绿褐色，因胆盐在血中潴留刺激皮肤神经末梢而多有搔痕。因胆道阻塞，胆汁不能进入肠道而粪色变淡或呈陶土色，尿胆原减少或缺如。胆道阻塞后，肠道内缺乏胆汁酸、胆固醇等，加以脂溶性维生素的缺乏，临床上可表现为脂肪泻、皮肤黄色疣、出血倾向、骨质疏松等：癌性阻塞者尚可出现疾病分析 Courviosier 征。

三、PTCD 治疗梗阻性黄疸的适应证和禁忌证有哪些？

1. 手术适应证

（1）晚期肿瘤引起的恶性胆道梗阻，行姑息性胆道引流。

（2）深度黄疸病人的术前准备（包括良性和恶性病变）。

（3）急性胆道感染，如急性梗阻性化脓性胆管炎，行急症胆道减压引流，使急症手术转为择期手术。

（4）良性胆道狭窄，经多次胆道修补，胆道重建及胆肠吻合口狭窄等。

（5）通过引流管行化疗、放疗、溶石、细胞学检查及经皮行纤维胆道镜取石等。

2. 禁忌证

（1）对碘过敏，有严重凝血机能障碍，严重心、肝、肾机能衰竭和大量腹水者。

（2）肝内胆管被肿瘤分隔成多腔，不能引流整个胆管系统者。

（3）超声波检查证实肝内有大液平面，Casoni 试验阳性，疑为肝包虫病者。

四、PTCD 治疗梗阻性黄疸的术前护理有哪些？

1. 完善术前检查，如血常规，出凝血时间，肝肾功能，心电图，CT 等明确病变部位，范围。

2. 清淡饮食，多进食高蛋白低脂类的食物。

3. 因黄疸导致患者皮肤瘙痒，嘱患者勤换衣服，修剪指甲勿抓挠皮肤，禁用刺激性强的沐浴用品。

4. 术前一天常规沐浴更衣，保证充足的睡眠，术前 4 小时禁食禁水，术前排空膀胱，术前半小时根据医嘱注射安定，654-2 消旋注射液。

五、PTCD 治疗梗阻性黄疸的术后护理有哪些？

1. 平卧休息 6 小时、禁食水 8 小时，监测生命体征，密切观察病人腹部体征警惕内出血、胆汁性腹膜炎及气胸等并发症，如有异常及时通知医生。

2. 妥善固定引流管，保持引流通畅，记录 24 小时引流量。

3. 及时复查电解质 防止电解质紊乱。

4. 饮食指导 给予低脂饮食。

5. 并发症的观察与护理 出血：术后测量生命体征，观察穿刺点周围有无渗血及腹腔积液的变化；胆汁性腹膜炎：常见于引流管脱落及穿刺置管失败所致，因大量胆汁漏至腹腔造成。表现为强烈持续性右上腹痛、发热并伴有腹膜刺激症状、白细胞升高、烦躁不安，及时报告医生。胆道感染：术后十二指肠液反流及引流不畅胆汁淤积是造成胆道感染的重要原因。

第二节 食 管 狭 窄

一、什么是食管狭窄？

食管狭窄包括器质性与功能性异常。前者主要是恶性肿瘤或理化因素的损伤等导致管腔狭窄，后者主要是食管括约肌舒张功能引起的吞咽困难。本文讲到的食管狭窄的介入治疗主要是食管支架植入术。

二、食管狭窄的病因有哪些？

1. 先天因素 食管胚胎发育过程中，气管、食管隔膜基底部或食管侧嵴中胚叶成分过度增生的结果，多发生在气管分叉以下位置。

2. 后天化学因素 食管黏膜上皮因炎症破坏或化学药品腐蚀，修复后形成瘢痕性狭窄。

3. 疾病因素 食管肿瘤如食管癌不同程度阻塞食管管腔；食管周围组织病变从外部压迫食管所致，如肺及纵隔肿瘤，动脉瘤，甲状腺肿等。

三、食管狭窄的临床表现有哪些？

食管梗阻患者存在不同程度的不适感，如吞咽哽咽感，吞咽疼痛，胸骨后闷胀不适及呃逆等。

四、食管狭窄介入治疗的适应证及禁忌证是什么？

1. 适应证

（1）恶性肿瘤引起的食管-气管瘘或食道纵隔瘘。

（2）良性病变出现食道破裂瘘，如外伤、术后吻合口瘘、化学性灼伤破裂等。

（3）保守治疗失败或不能耐受外科手术治疗。

（4）食管良性狭窄反复球囊扩张治疗效果不佳。

2. 禁忌证

（1）凝血机制障碍未能纠正的。

（2）严重心、肺功能衰竭。

（3）严重恶病质状态。

（4）重度食道胃底静脉曲张支架置入手术有引起出血可能。

（5）食管灼伤后的急性炎症期。

五、食管狭窄介入治疗的术前护理有哪些？

1. 术前常规完善检查，如胸部X线摄片、胃镜检查、大、小便及血生化常规、心电图等检查，以了解病人有无手术禁忌证。

2. 术前12小时禁食禁饮，做好药物过敏试验，了解有无麻醉禁忌证。

3. 术前遵医嘱给镇静剂，必要时给予阿托品、盐酸哌替啶，以减少口腔、食管分泌物，减轻食管扩张过程中的疼痛。

4. 心理护理：介绍手术过程及成功案例，缓解患者紧张情绪，保证睡眠。

5. 做好口腔护理。

六、食管狭窄介入治疗的术后护理有哪些？

1. 术后卧床 24 小时，抬高床头避免食物反流。

2. 密切监测生命体征，心电监护，观察有无恶心呕吐、胸痛及支架脱落的情况。

3. 支架植入的患者禁食禁水 24 小时，口干时可用棉签蘸水湿润口唇，由流质饮食开始循序渐进，避免过热或过冷饮食，进食后在摄入温水 200ml 已冲洗支架避免因食物残渣停留导致支架堵塞。

4. 适量活动，避免幅度或运动量较大的活动。

5. 并发症的观察：疼痛或异物感：由于支架扩张，黏膜受损所致，护士做好解释，必要时给予止痛药；出血：由于肿瘤破溃或球囊扩张、支架植入引起组织受损有关。密切观察口腔分泌物，少量出血可无需处理，出血多时协助患者头偏向一侧，遵医嘱给予止血药物，必要时输血；支架移位、脱落、穿孔等。

第三节　气管狭窄

一、什么是气管狭窄？其介入治疗方法有哪些？

气管狭窄是气管及其周围良、恶性病变逐渐进展的严重并发症。原发性气管或支气管肺癌、食管癌、纵隔转移侵及或压迫气管，是气管狭窄的主要病因。介入治疗技术的成功应用为解除气管狭窄提供了有效的治疗方法，能即刻缓解气管狭窄的程度和改善患者的生活质量，其中内支架成形术和球囊扩张成形术是目前应用最广泛的介入治疗方法。

二、气管狭窄的临床表现有哪些？

气管狭窄最常见的表现有呼吸困难、咳嗽、喘息，还可见咯血、阻塞性肺炎、肺不张等，严重的狭窄可以引起窒息。

三、内支架成形术治疗气管狭窄的适应证和禁忌证是什么？

1. 适应证

（1）肿瘤外在压迫引起的气管狭窄。

（2）气管内肿瘤造成的气管狭窄。

（3）各种原因如甲状腺肿大造成的气管软化。

（4）局限性先天性气管狭窄。

（5）气管外伤后瘢痕形成导致的气管狭窄。

（6）婴幼儿隔膜型气管狭窄可用球囊扩张治疗，不适宜支架治疗。

2. 禁忌证

（1）心肺功能衰竭，不能耐受手术患者。

（2）出凝血机制异常患者。

四、内支架成形术治疗气管狭窄的术前护理有哪些？

1. 术前检查　协助患者做好术前检查，如血常规，出凝血时间，肝肾功能，胸片或胸部 CT、纤维支气管镜等，向患者讲明术前各项检查的意义及注意事项，了解有无麻醉药物过敏史。

2. 心理护理　气道狭窄患者由于长期通气不足致严重气促，严重的患者还有濒死感，加之对治疗方法缺乏了解，表现出恐惧与焦虑的心理反应。对此，我们就向患者讲清手术的目的、步骤及配合方法，多关心、体贴、鼓励患者，使患者在接受手术前处于最佳心理状态。

3. 饮食护理　鼓励患者经口进食高热量、高蛋白、丰富维生素和无机盐的清淡、易消化饮食，必要时静脉营养支持。

4. 术前准备　术前一晚嘱患者沐浴更衣；保证充足睡眠；术前 4 小时禁食、禁水，常规放置留置针。

五、内支架成形术治疗气管狭窄的术后护理有哪些？

1. 一般护理 嘱患者卧床休息 1～2 天，1 周内避免剧烈活动，防止引起导管移位。提供安静舒适的环境，保证患者充足的休息，以缓解术前的疲劳。保持病室内适宜的温湿度，防止痰液干结，术后协助患者取半卧位，给予氧气吸入。

2. 饮食护理 术后禁食禁饮 2 小时，因麻醉后咳嗽反射减弱，易使食物误入气管造成吸入性肺炎，等呼吸道麻醉效应消失后方可进餐，开始进食易消化流质，逐步过渡到正常饮食，并嘱患者多饮水，饮水量不少于 2000ml/d。

3. 病情观察 常规监测氧饱和度，严密观察生命体征，尤其是有无咳嗽、咯血、呼吸困难。向患者解释痰中带少量血丝是黏膜损伤所致，当出现呼吸困难时及时通知医师，积极配合处理。

4. 呼吸道护理 支架置入术后，呼吸道分泌物增多，促进分泌物的排出，防止痰液堵塞支架。根据痰液的性质判断呼吸道感染情况，协助翻身、叩背、雾化吸入，必要时使用止咳祛痰药及抗生素。

5. 并发症的观察 窒息：需要放置支架的患者，大多数是气管严重狭窄的高危人群，在支架的置入过程中可引起气道阻塞进一步加重，甚至窒息死亡，术中密切观察患者病情变化，及时吸出呼吸道分泌物，迅速提供所需消毒器械及消毒物品，各种治疗迅速准确地完成，缩短手术时间。咳嗽、咯痰、咯血：刺激性咳嗽、痰不易咳出是支架置入术后最常见的并发症，需密切观察咳嗽的性质，咯痰的色、质、量，是否有痰中带血。有咳嗽、咯少量血痰，给予抗感染、止血治疗缓解。胸痛：多与术中后狭窄支气管受支架扩张引起，患者出现胸痛，向患者解释胸痛的原因，患者表示能忍受，3～5 天后缓解。支架阻塞：正常人体气道纤毛上皮细胞，自身免疫系统及反复刺激性咳嗽能排除痰液，而支架置入术后，失掉正常的排痰功能，支架内痰液不易排出，导致痰液阻塞。术前教会患者进行有效的咳嗽方法，术后常规抗感染治疗。支架移位：主要由于支架选择不当，置入不到位，气管狭窄改善或术后患者用力咳嗽可以发生支架移位。如患者出现气促频繁、剧烈咳嗽而出现呼吸困难时，要考虑支架移位的可能。要尽快通知医生，作 X 线照片或气管镜检查，必要时取出支架并重新放置。支架断裂、解体：与支架置入后呼吸运动、金属丝直径和质量有关，临床上支架断裂以长期置入金属支架的良性气管狭窄多见。应选取口径合适的支架，放置时定位准确。注意观察患者情况，当患者出现剧烈咳嗽、呼吸困难加重等情况时，要汇报医生，行气管镜检查支架的情况，如果发生支架变形、断裂，应在气管镜引导下取出支架。再狭窄：肿瘤及肉芽组织增生或支架端气管内膜增生导致的支架腔内再狭窄是气管支架置入后最常见的并发症。放置支架后或者球囊扩张成形患者症状一度缓解，此后再次出现气道狭窄并进行性加重，应考虑患者发生气管再狭窄，处理方法是再放置支架，或先切除肿瘤后放置支架。

六、如何对内支架成形术治疗气管狭窄的患者进行康复及出院指导？

指导患者出院后勿吸烟、饮酒，忌食刺激性食物，保持正常的生活规律注意劳逸结合，增强机体免疫力。要指导患者掌握正确的咳嗽排痰技巧，勿过度用力，以免支架移位。嘱患者要定期复诊，术后 1～2 周要复查胸片，此后每 1～3 个月复查胸片，了解支架的置及气管通畅情况。

第四节 胃、十二指肠狭窄

一、什么是胃、十二指肠狭窄？

胃十二指肠梗阻是指胃内容物进入小肠出现的机械性梗阻，是一种许多疾病进展到可导致胃十二指肠出现狭窄的临床和病理生理结果，按梗阻部位分为幽门梗阻和十二指肠梗阻及术后胃肠吻合口梗阻。胃十二指肠良性及恶性病变均可引起胃十二指肠狭窄，良性疾病常见的有胃溃疡、胃息肉、幽门狭窄、吞服腐蚀性化学制剂如强酸强碱均可引起狭窄；但恶性病变引起的胃十二指肠狭窄更为常见，由胃十二指肠及周围脏器恶性肿瘤侵蚀压迫引起，胰腺癌是引起十二指肠狭窄或梗阻的最常见恶性肿瘤，其他还包括壶腹周围癌、十二指肠癌、胆管癌、胃癌或其他肿瘤转移到胃而引起的狭窄。

二、胃、十二指肠狭窄的临床表现是什么?

临床上以顽固性恶心、呕吐多见，上腹胀满不适，进食困难，呕吐物一般不含有胆汁，而含有未消化食物成分为其特征，恶性肿瘤患者常伴有消瘦，体重下降等恶病质表现。现在临床上常采用胃十二指肠支架植入术代替传统的外科手术，迅速有效地建立进食的自然通道，缓解症状。

三、胃、十二指肠支架植入术的适应证及禁忌证有哪些?

1. 适应证

（1）胃十二指肠支架植入术的适应证：有手术禁忌的恶性狭窄或先天性的、理化损伤或其他创伤造成的消化道狭窄而出现进食困难者。

（2）胃十二指肠壶腹慢性狭窄引起的明显胃潴留者。

（3）贲门失弛缓或术后吻合口狭窄经多次扩张无效者。

（4）吻合口肿瘤复发或吻合口瘘形成者。

2. 禁忌证

（1）凝血功能障碍者。

（2）严重的心肺功能不全、不能耐受手术者。

（3）对造影剂过敏者。

四、胃十二指肠支架植入术的术前护理有哪些?

1. 协助患者完善术前检查　术前完善血常规、肝肾功能、电解质、心电图、X 光片等，经胃镜、腹部平片及胃十二指肠造影等明确胃十二指肠狭窄的部位、程度及长度。

2. 心理护理　详细向患者及家属解释支架植入术的目的，手术的过程、术前术后的注意事项，取得患者及家属的理解；同时可向患者介绍一些成功的病例增强患者的信心。

3. 常规留置胃管行胃肠减压　告知患者留置胃管的重要性及目的，取得患者及家属的理解及配合。妥善固定管道，维持有效引流，观察和记录引流液的性质颜色及量。

4. 禁食的护理　患者出现反复呕吐需禁食及胃肠减压，容易引起电解质紊乱的情况发生，应严密监测患者的电解质情况，可遵医嘱进行静脉营养补充患者的电解质及能量，注意水，电解质平衡，准确记录 24 小时出入量。

5. 术前准备　嘱患者更换病服，取下带金属的物品、配饰及活动性假牙，术前常规留置针头，建立有效的静脉通路，以备术中用药。

五、胃十二指肠支架植入术的术后护理有哪些?

1. 一般护理　监测患者的生命体征，术后卧床休息，1～3 天内避免剧烈活动以防止支架移位，严密观察患者有无出现腹胀腹痛，反复呕吐，呕血，便血，黄疸等情况的出现，出现异常立即通知医生。

2. 饮食的护理　术后根据病情需要进食，一般支架植入 24 小时后若腹胀呕吐症状缓解，可进食水和无渣流质饮食，第 2～3 天开始进无渣饮食，注意防止因饮食导致的支架移位、脱落、堵塞等情况出现。

3. 并发症的观察及护理　胃十二指肠支架植入术术后常见的并发症主要有胃肠穿孔、出血、支架移位或脱落、再狭窄等。护士应严密观察患者术后有无出现腹痛的情况包括疼痛的部位、程度及持续的时间，多数患者出现的疼痛是因为支架膨胀支撑、横向压迫所致。轻中度的腹部不适或疼痛均能逐渐自行缓解，对于术后当天出现的剧烈疼痛的患者需排除胃肠穿孔的情况下方可遵医嘱使用镇痛药物；若患者出现肠穿孔的情况，立即通知医生，禁食禁水补液对症治疗。术后指导患者进食以高营养、低纤维、清淡饮食，如果患者出现恶心呕吐症状无缓解或加重的情况，应警惕是否出现支架移位脱落或再狭窄的出现，必要时术后行 X 线照片，观察支架的位置及展开情况。

六、如何对胃十二指肠支架植入患者进行出院指导？

做好饮食指导，术后第 1 周予富有营养的流质饮食，术后第 2 周给予易消化的半流质饮食，如无不适，2 周后可进食普通软食，可进食低渣粗纤维少的食物，但应禁食生冷坚硬的食物，给予温热的食物忌粗纤维丰富及大块的食物。定期到医院复查以了解支架情况，如出现腹胀，恶心呕吐等情况应随时到医院复查。

第五节　经皮椎体成形术

一、什么是经皮椎体成形术？

经皮椎体成形术（PVP）是指在影像设备（DSA、CT 等）引导下经皮肤通过椎弓根或椎弓根外向椎体内注入骨水泥（常用 PMMA）以达到增强椎体强度和稳定性，防止塌陷，甚至部分恢复椎体高度，部分灭活肿瘤，减轻甚至完全缓解患者疼痛，提高生活质量目的一种微创脊柱外科技术。

二、PVP 的适应证及禁忌证有哪些？

1. 适应证　骨质疏松性椎体压缩性骨折及外伤性的椎体压缩骨折引起的剧烈疼痛或骨折引起的心肺功能障碍而影响日常生活质量、椎体肿瘤包括血管瘤，骨髓瘤或转移瘤等引起的椎体骨质破坏。

2. 禁忌证　无症状的椎体稳定性骨折、骨折越过椎体后缘或椎体后缘骨皮质破坏、椎体骨髓炎合并硬膜外血肿、凝血功能障碍、对骨水泥过敏为绝对禁忌证；相对禁忌证包括脊柱骨折或肿瘤侵犯硬膜外腔引起的椎管狭窄、稳定性骨折无疼痛已超 2 年者、同时合并 3 个椎体节断疾病者、成骨性转移瘤、无法俯卧者。

三、PVP 术前准备及护理有哪些？

1. 心理护理　大部分患者对经皮椎体成形术缺乏了解，护士应该给患者及家属介绍简要的手术方式及其过程，介绍成功的病例增强患者的信心。

2. 协助患者完善术前检查　术前完善血常规、肝肾功能、电解质、心电图、X 光片、CT 或 MR 检查，必要时完善 PET-CT 检查，术前向患者及家属讲解检查的目的及注意事项。

3. 术前体位训练　术中体位维持是手术效果的保证，常采用俯卧位，故手术前 2 天开始进行体位训练以适应术中体位，训练患者进行俯卧位 2 小时。

4. 饮食指导　早期因大便不畅，应给予清淡、易消化、富含营养的食物如蔬菜水果、鱼片汤忌油腻生冷食物，鼓励患者多吃新鲜蔬菜水果；骨质疏松患者还可适当服用钙剂、维生素 D、雌激素、双磷酸盐及降钙素药物等。常规术前 12 小时禁食禁水，手术当天给以静脉营养。

5. 术前准备　常规检查手术区域相关的皮肤情况，特别是椎体压缩性骨折的患者因长期卧床是否有脓点或压疮；术前常规留置针建立有效的静脉通路，以备术中用药。

四、PVP 介入术后的护理有哪些？

1. 一般护理　术后过床时，务必保持患者脊柱呈一直线，防治脊柱扭曲，去枕平卧休息 2～4 小时，以减少出血，防止椎体塌陷，4 小时后可翻身侧卧，12 小时后可遵医嘱下床活动，但要严密观察呼吸、血压及双下肢感觉运动情况；检查患者皮肤有无破损，穿刺点有无渗血、渗液，敷料是否清洁。

2. 监测生命体征的变化　24 小时内严密观察患者的血压、呼吸、心率及患者疼痛缓解情况。

3. 饮食指导　术后 2 小时可进食高蛋白高维生素，低脂低胆固醇易消化的食物忌食肥肉、煎炸、浓茶等刺激性食物。

4. 疼痛护理　术后可停用镇痛药物，以利于评价手术的镇痛疗效，若 PVP 术后患者无缓解或疼痛仍明显者，可遵医嘱予适当的镇痛药物。

5. 功能锻炼　术后 4 小时指导患者在床上行直腿抬高和腰背肌功能锻炼，以不疲劳为度，逐渐增加，循序渐进，若术后疼痛明显可延缓锻炼开始时间；24 小时后可带腰围下床活动，但要预防体位性低血压的发生。

6. 并发症的观察及护理　PVP 的并发症及不良反应主要有 PMMA 毒性刺激造成的血压下降、过敏反应、发热、感染及 PMMA 渗漏引起的肺栓塞及神经功能障碍等。术后应密切观察患者下肢自主活动能力和感觉有无异常如下肢麻木、剧烈放射痛等情况，应警惕骨水泥发生渗漏引起的神经功能障碍，及时通知医生；术后严密监测生命体征如患者出现突发胸痛、发绀、呼吸急促，应警惕肺栓塞的可能，立刻通知医生，及时给予氧气吸入、心电监护，保持静脉通路，准备还急救用物同时做好心理护理，缓解患者紧张情绪；术后常规监测体温的变化，每日 4 次，连续监测 3 天，如出现高热可使用物理降温，必要时可使用非甾体类药物。

五、如何对 PVP 患者进行出院指导？

进食高热量优质蛋白该维生素饮食，多吃蔬菜水果防止便秘；应定期体检，术后 1、3 个月复查一次，6 个月和 1 年各随访一次，期间若出现胸腰背部等患处剧烈疼痛，应立即就诊检查是否有新发病变或新的压缩性骨折的发生。

第六节　腰椎间盘臭氧注射

一、什么是腰椎间盘臭氧注射？

臭氧椎间盘内注射能够使髓核中的蛋白多糖破坏，使髓核变性、坏死、萎缩，从而缓解对神经根的压迫。椎旁注射臭氧能够缓解腰大肌痉挛及减少脂肪化，对于维持脊柱的稳定性有重要意义。同时臭氧尚有止痛、消除神经根无菌性炎症、减轻免疫反应等优点。在各种治疗椎间盘突出的方法中，臭氧治疗是创伤最小（几乎无创伤）、并发症最少、安全有效的一种治疗方法。

二、腰椎间盘臭氧注射的适应证及禁忌证是什么？

1. 适应证　主要为轻至中度的单纯性包容性腰椎间盘突出合并相应的神经功能缺失，经 CT 或 MRI 检查证实者。非包容性中度突出者（突出＜5mm）亦在适应证之列。

2. 禁忌证　腰椎间盘突出大于 5mm 且小于 8mm 为相对禁忌证。髓核组织脱垂入或游离于椎管内。合并明显黄韧带肥厚、椎管骨性狭窄、突出腰椎间盘钙化、腰椎滑脱二度以上、身体条件不允许或精神异常者、对臭氧过敏者、甲亢及 G6-PD 缺乏症患者。

三、腰椎间盘臭氧注射的术前护理有哪些？

1. 疼痛护理，转移患者注意力，调节情绪，局部热敷、理疗，或遵医嘱予止痛药。
2. 术前检查，完善各血象检查、心电图、X 线 CT、MRI 等检查必要时行椎间盘造影。
3. 术前应饮食清淡，不进固体难消化食物。
4. 穿刺口出现瘙痒时勿抓挠，以免皮肤破损出现感染。

四、腰椎间盘臭氧注射术后护理有哪些？

1. 术后嘱患者平卧 2 小时，以压迫伤口起到止血目的，以后每 2 小时翻身一次，避免出现压疮。术后第一天绝对卧床休息，术后一周以卧床休息为主避免久坐，6 周内避免剧烈活动和劳累。
2. 观察患者术后有无发热及发热程度。

五、如何对腰椎间盘臭氧注射患者进行出院指导？

1. 休息与锻炼，注意休息、保证充足睡眠。
2. 注意站、坐、行和劳动姿势，弯腰取物时最好采用屈髋屈膝下蹲姿势，长期坐位工作注意桌椅高度，每 40～60 分钟改变一次姿势。

3. 恢复期避免过度劳累，出院后继续卧床休息 2～4 周，减少腰部活动。术后 6 个月避免重体力活动。嘱患者定期复查。

第七节　输卵管再通术

一、什么是输卵管再通术?

输卵管再通术是很多女性结扎以后必需使用的一种手术方式，进行手术的主要目的是为结扎后的女性重新通过手术将输卵管接回进去复通，使其恢复生育能力。

二、输卵管再通术的适应证及禁忌证是什么?

1. 适应证　输卵管再通吻合术的适应证是下腔静脉后输卵管引起肾盂积水和输卵管上段明显扩张的情况，不适应的是无输卵管梗阻或者伴随其他不宜接受输卵管复通吻合术的并发症。输卵管再通吻合术的适应人群主要有：结扎不超过 20 年时间，年龄不超过 50 的女性，月经正常，每月都能准时来月经的都可以进行，如果年龄超过，而结扎时间超过 20 年的，或者是每月的经期不来以及更年期的女性是不可以做这个手术的。

2. 禁忌证

（1）进行输卵管绝育术的女性，虽然子女夭折，但是没有经过当地县级或县级以上计划生育委员会审批，没有持相关证明，不可擅自进行输卵管再通术。

（2）患有以下疾病，虽持有证明，也不能进行输卵管再通术：①患有严重内、外科疾病，心肾功能不全，不能胜任妊娠与分娩者。②子女因病夭折者，被确诊为免疫缺陷性疾病、遗传性疾病，从优生优育角度考虑不宜手术。③子宫内膜异位症、女性生殖器结核。④再婚者其丈夫无生育能力。⑤年龄超过 40 岁，已出现更年期综合征，或经检查提示卵巢无排卵或卵巢功能早衰。

（3）出现以下几种情况应暂缓手术：①女性生殖器急性炎症：盆腔炎、附件炎、急性宫颈炎、滴虫性阴道炎、霉菌性阴道炎、细菌性阴道炎。②急性肝炎、活动性肺结核。③24 小时内两次体温超过 37.5℃。

三、输卵管再通术的术前护理有哪些?

1. 术前应详细询问病史，着重月经史、生育史、绝育时间、绝育术者的技术水平及术后情况，如有无发热、腹痛等。

2. 如果患者是再婚，男方为初婚或未生育过，应进行精液和生殖器官的常规检查。

3. 确定输卵管的阻塞部位，必要时进行子宫输卵管碘油造影或腹腔镜检查。

4. 向受术者及其家属说明输卵管再通术的成功率和各种可能出现的并发症，特别是会有一部分妊娠为宫外孕。

5. 输卵管再通术一般在月经净后 5～7 天之后进行。

四、输卵管再通术的术后护理有哪些?

1. 术后应鼓励患者早期下床活动，一般在术后 12～24 小时可拔除导尿管，并可下床活动。

2. 因为肠蠕动恢复快，在肠蠕动恢复后应立即给予无奶流质饮食，第 2 天可进软食到普食。

3. 预防性或治疗性的使用抗生素，选用抗生素的种类及配伍可根据术中情况、术后体温、血象变化决定，一般术后使用抗生素 5～7 天。

4. 在输卵管再通术后 5 天左右，在白带常规检查正常的前提下，可进行输卵管通液 1～2 次，在通液过程中要注意无菌操作及推注药液的速度、压力。

5. 出院前要再次向受术者及家属交待出院后注意事项及卫生保健内容，如休息、饮食、营养、卫生、性生活、妊娠后等方面知识，尤其是定期检查及随诊重要性。

五、如何对输卵管再通术患者进行健康指导？

1. 调整好心态，做到身心放松不要压抑自己的情绪，强调夫妻同治、夫妻间相互鼓励，保持良好心态。

2. 养成良好的卫生习惯，女性的盆腔与外界相通，生殖道感染或不洁性生活都有可能将病原菌直接带入体内，造成再次感染。

3. 有妇科炎症的情况要及时到医院进行治疗，以免炎症上行感染输卵管，引起输卵管堵塞、积水导致不孕的发生。

4. 如有其他症状应及时到医院检查，早诊断，早治疗。

第八节　经皮药盒系统植入术

一、什么是经皮药盒系统植入术？

经皮血管内导管药盒系统（port catheter system）植入术脱胎于手术 PCS 植入术。其作用是为全身或局部药物注射提供一条经皮下药盒穿刺即可到达的永久或半永久性通道，本身并无治疗所谓治疗作用。目前，由于临床所需的给药方式、途径的多样化和部分患者体表血管穿刺困难，需采用本术建立给药通道的患者日益增多。采用经皮穿刺的介入性 PCS 植入术使手术变得更为简单、安全、靶向性更高。

二、经皮药盒系统植入术的禁忌证是什么？

有严重出血倾向、严重糖尿病或严重动脉硬化、高血压脑患者、活跃的静脉内静脉内药物滥用者。

三、经皮药盒系统植入术的护理要点有哪些？

1. 术前护理

（1）术前行肝、肾、心、肺功能、血常规、生化及凝血时间检查。测量体温、呼吸、脉搏、血压、以了解患者的全身情况，有异常及时报告医生处理。

（2）术前注意穿刺部位和做皮囊部位皮肤清洁卫生，注意皮肤有无破损、感染。

（3）加强饮食护理和支持疗法，予优质蛋白、高热量、易消化的食物及富含维生素的水果、蔬菜。

（4）术前 1 天做好碘过敏实验，术前 4 小时不进固体或难消化的食物。

2. 术后护理

（1）密切观察药盒埋植处有无渗血现象，监测穿刺侧肢体末梢动脉的搏动，防治术后包扎压迫过紧引起动脉血栓形成。

（2）经右股动脉的患者宜卧床休息 12 小时，术侧肢体制动 6 小时，同时用 1kg 的沙袋压迫伤口处。

（3）术后行药盒药物化疗时，常规消毒局部皮肤，用左手指与食指触摸药盒，并加以固定，右手用针头垂直刺入药盒中心位置，达药盒底部，用等渗盐水缓慢推注，观察是否通畅，局部有无肿胀，无上述反应后方可推注药物。

（4）遵医嘱补液，嘱患者多饮水，保持尿量 2500ml 以上，加速对比剂的排泄，防止化疗药物对肾脏的毒副作用。

四、如何对经皮药盒系统植入术患者进行出院健康指导？

1. 注意药盒切口的皮肤清洁护理，洗澡时不要用力擦洗药盒处的皮肤，防止局部皮肤破溃后引起切口开裂。

2. 定期门诊复查，如伤口久治不愈或伤口形成窦道，应及时就诊，必要时拔出静脉内导管药盒系统。

3. 做好随访工作，正确指导患者的饮食、卫生知识，帮助他们提高生存质量，增强对疾病的抵抗力。

第九节 静脉输液港植入术

一、什么是静脉输液港植入术?

输液港是一种全新的输液管路技术，是一种通过皮下植入人体内的闭合静脉输液装置，适用于长期间断需要输液的患者，可解决患者频繁更换输液管道的痛苦，是肿瘤患者静脉输液、化疗的永久性通道。

二、输液港有什么优点?

可减少反复穿刺的痛苦和难度输液港可将各种药物通过导管直接输送到中心静脉处，依靠局部大流量、高流速的血液迅速稀释和播散药物，防止刺激性药物，尤其是化疗药，营养支持类药物等对血管的损伤且体积小，活动自由，与组织相容性好，可以洗澡和活动。

三、静脉输液港植入术有什么适应证及禁忌证?

1. 适应证 长期静脉输液者，肿瘤化疗者，完全胃肠外营养者。

2. 禁忌证 任何确诊或疑似感染、菌血症或败血症者，严重的肺阻塞性疾病患者，或病人对输液港的材料有过敏反应，预穿刺部位曾经放射治疗，病人体形不适宜植入式输液港的尺寸。

四、静脉输液港植入术的术前护理有哪些?

1. 心理护理 医护人员要向患者及家属解释此技术的有关事项，以及置入过程中可能出现的反应及预防措施，帮助患者掌握输液港的自我护理技巧，消除患者疑虑。

2. 常规做好术前检查 测量生命体征，同时遵医嘱做好皮试及备皮。

五、静脉输液港植入术的术后护理有哪些?

1. 生命体征观察 术后注意检测病人的生命体征，适时给予病人安慰和鼓励。

2. 伤口护理 注意观察伤口有无渗血、渗液及红肿等现象。病人有时会感觉伤口局部酸痛不适，这是由于输液港刺激皮肤所致，一般1～2天可自行消除。

3. 插针前核对、洗手，以静脉输液港的港体为中心由里向外螺旋状消毒，范围为10cm×12cm戴无菌手套，抽取7ml（操作时必须要用10ml以上的注射器）生理盐水，连接输液港针头，排尽管内空气，用左手的拇指、示指与中指做成三角形，将注射座拱起，固定输液港，右手将排气后的针头从中点处（尽量避免前次穿刺的针眼）垂直轻柔插入注射座内，有落空感或针头触及硬物感时即提示针头已进入注射座内避免随便移动针头，抽回血以确定针头在港体内的位置，透明敷贴固定穿刺针（类似PICC），写上日期和时间。

六、如何对静脉输液港植入术患者进行出院指导?

每28天冲管和封管1次，不影响活动和沐浴，避免剧烈活动，局部摩擦。

参考文献

曹文婷，胡琛，李娟，等，2012. 肝动脉化疗栓塞患者症状及生活质量调查分析. 理学杂志，27（13）：49-51

陈翠菊，2006. 现代实用静脉外科学. 北京：军事医学科学出版社

陈利华，黄学全，2009. 盆腔复发性肿瘤的 ^{125}I 放射治疗进展.现代生物医学进展，9（19）：3791-3793

陈培雪，赖淑蓉，杨云英，2010. 主动脉夹层腔内修复术后观察及护理.现代护理. 8：143-144

陈伟君，梅海炳，向忠威，等，2001. 髂内功能动脉栓塞术治疗产后大出血. 介人放射学杂志，2（10）；11

陈卫，王煊，黄加胜，2016. 肾动脉化疗栓塞术治疗晚期肾癌的临床价值. 中国实用医药，11（36）：67-68

陈鲜兰，2017. 饮食指导在上消化道出血患者中的作用. 基层医学论坛，1：7071

陈雪英，陈彬彬，罗燕芳，2008. 射频消融联合栓塞化疗在肝癌治疗护理中的研究进展。护理研究，22（2）：389-390

陈盈，陈惠敏，蔡汝珠，2013. 肝癌射频消融术后相关并发症的原因分析及护理解放军护理杂志，30（24）：53-55

程永德，程英升，颜志平，2013. 常见恶性肿瘤介入治疗指南. 北京：科学出版社

褚建国，2008. TIPSS 分流术围手术期相关并发症的预防和处理.中国介入放射学，2：12-18

邓海红，来青，周小娟，2005. 数字减影全脑血管造影术及介入治疗术后并发症的观察及护理. 实用神经疾病杂志，8（6）：89-90

邓伟吾，2004. 实用临床呼吸病学. 北京：中国协和医科大学出版社

杜童，2015. 整体护理在进展期胃癌介入治疗前后的应用价值. 现代消化及介入诊疗，20（3）：235-236

段华，2008. 脑血管病介入治疗及并发症 63 例观察与护理齐鲁护理杂志，14（10）：106-107

冯英璞，张桂芳，2010. 下肢动脉硬化闭塞症介入治疗术后并发症的观察与护理. 护理研究，3：98-99

高春香，2017. 上消化道出血 108 例临床观察及护理体会. 临床合理用，2：165-166

高义胜，王莹张，玉海，等，2012. 肾动脉化疗栓塞术治疗肾癌的临床应用及疗效观察. 中华临床医师杂志，6（3）：729-730

谷燕，李祖花，张燕，2017. 动脉灌注化疗治疗进展期胃癌的临床护理. 实用临床护理学杂志，2（2）：120-121

郭洁，李科军，2010. 三腔二囊管在肝硬化合并上消化道出血中的使用护理. 当代医学，5：133-134

郭敏如，林细玲，谭利如，2008. 急性恶性气道狭窄患者行气道内支架植入术的护理. 中国实用护理杂志，24（10）：39-40

郭启勇，2010. 介入放射学. 北京：人民卫生出版社

郭淑芳，高风英，王雪玫，2009. 肾癌病人术前行介入栓塞治疗的护理. 护理研究，23（12）：3265-3266

韩新巍，2008. 介入治疗临床应用与研究. 郑州：郑州大学出版社

韩振霞，时庆，王敏，2013. 超早期康复训练与特殊护理对急性脑梗患者心身功能恢复的影响. 中国临床医生，7（2）：43-45

何建国，程显声，2000. 肺动脉栓塞诊断与治疗的进展. 中华结核和呼吸杂志，23（9）：563-565

何祥芳，沈梅芬，2011. 脑动静脉畸形术后正常灌注压突破综合征的护理. 当代护士，9：48-50

和宝兰，高令敏，2008. 血管内支架置入术治疗脑动脉狭窄的护理. 中国实用医药，3（31）：134-135

贺连芳，于佳，王毓，等，2012. 73 例老年肝癌患者经皮射频消融治疗的护理会. 中国肿瘤临床与康复，19（2）：180-181

侯黎莉，孙唯，王君，等，2008. 医用弹力袜在预防肿瘤病人术后深静脉血栓形成中的应用研究. 外科护理研究，22（4B）：984-998

侯小艳，是明启，赵利红，2007. 脑动脉狭窄支架治疗的护理. 临床护理杂志，6（31）：37
胡华成，2000. 肺血管堵塞——警惕肺栓塞和肺梗死的发生. 中国实用内科杂志，20（3）：133-135
胡蓉，2016. 子宫肌瘤剔除和子宫动脉栓塞治疗子宫肌瘤效果比较. 中外医学研究，14（8）：123-125
淮丽，李小萍，吴姣玲，2009. 宫颈癌介入治疗患者的舒适护理.实用医学杂志，25（6）：989-990
黄优华，沈涛，徐强，等，2013. 支气管动脉灌注化疗与栓塞治疗中晚期肺癌的疗效观察. 现代生物医学进展，13（34）：6711-3712
黄雨燕，郑艺红，2017. 腔内腔内隔绝术治疗腹主动脉瘤 20 例围手术期护理.福建医药杂志，2：166-167
贾秀华，2009. 颅内动脉瘤介入治疗并发症的护理进展. 护士进修杂志，24（1）：975-976
江涛，韩童利，曹小兰，2012. 主动脉夹层腔内隔绝术患者围手术期护理.护士进修杂志. 3：523-524
姜洪池，朱化强，2010. 重视腹部外科手术后下肢深静脉血栓形成和肺栓塞的防治. 中国实用外科杂志，12（12）：989-991
姜伟，2012. 三腔二囊管在食管胃底静脉曲张破裂出血中的应用与护理.护理进修杂志，5：952-953
李会芳，2011. 健康教育在中晚期宫颈癌介入治疗围手术期的应用. 现代医药卫生，27（12）：1895-1896
李兰萍，2014. 护理质量持续改进在子宫肌瘤护理中的应用. 中国医药导报，2（11）：129-131
李麟荪，2010. 介入放射学临床与并发症. 北京：科学出版社
李麟荪，顾建平，邹英华. 2007. 介入放射学——患者必读. 北京：人民卫生出版社
李麟荪，滕皋军，2010. 介入放射学临床与并发症. 北京：人民卫生出版社
李麟荪，徐阳，林汉英，2015. 介入护理学. 北京：人民卫生出版社
李梅，马丽萍，2011. 主动脉夹层腔内覆膜支架术围手术期护理及观察.中国现代药物应用. 1：209-210
李秋泽，葛殿蕴，1999. 布加综合征术后并发症的防治. 临床医学：11-12
李文娟，高小雁，陈雅芬，2008. 恶性骨肿瘤患者股动脉灌注化疗的护理. 护士进修杂志，23（22）：2062-2063
李彦豪，2002. 实用介入诊疗技术图解. 北京：科学出版社
李瑶，2014. 低分子肝素钠在腹部外科手术后预防下肢深静脉血栓形成的效果观察. 中国当代医药，21（21）：52-53
李志军，钟薇，2013. 化疗栓塞术联合射频消融治疗肝癌的疗效分析. 当代医学，19（3）：5-6
练贤惠，杨琴，2017. 介入置管溶栓治疗下肢动脉硬化闭塞症的观察与护理.全科护理，3：1103-1104
梁虹，沈秀红，2015. 覆膜食管支架置入治疗 35 例食管良性狭窄病人的护理. Chinese General Practice Nursing，13（20）：1948-1950
廖新彬，李明菊，2012. 肝动脉化疗栓塞和经皮乙酸消融治疗巨块型肝癌的围术期护理. 介入放射学杂志，21（10）：873-875
林秀兰，2003. 颈动脉支架植入术患者的护理. 护理杂志，17（17）：1029-1030
凌峰，1988. 中枢神经系统疾病动脉注射数字减影全脑血管造影（附 163 例分析）. 中华神经外科杂志，14（11）：4
刘彬，邹学广，荣阳，2013. 肾癌术前肾动脉介入栓塞的临床应用研究. 中国医药指南，11（9）：157-158
刘华华，2008. 介入治疗缺血性脑血管病的观察与护理. 上海护理，9（11）：56-58
刘启锋，王树新，刘明，等，2005. 脑血管畸形血管内治疗的并发症及其防治. 中国脑血管杂志，2（11）：516-517
刘素刚，艾辉胜，2011. 核与辐射医学防护手册. 北京：人民军医出版社
刘新蜂，2006. 脑血管病介入治疗学. 北京：人民卫生出版社
刘燕，王磊，2017. 支气管灌注化疗和栓塞化疗治疗肺癌的临床效果. 临床医学，37（5）：61-63
刘长建，刘昭，2014. 腹主动脉瘤腔内修复术后内漏的诊断和护理. 中国血管外科杂志，9：129-130
刘志辉，吴莫德，胡晓桦，2002. ^{125}I-AFP 抗体在肝癌病人体内的药代动力学观察. 广西医科大学学报，17（4）：624

鲁洁，姚蕴伍，1993. 腹主动脉瘤术后并发症的护理. 中华护理杂志：594-595
陆月兰，高文君，李杉，2013. 肺癌介入治疗现状与护理研究进展. 上海护理，13（1）：64-65
罗君，邵国良，郑家平，等，2015. CT 引导下射频消融治疗 33 例肺癌的回顾性分析. 介入放射学杂志，24（6）：530-531
吕天石，王灏琛，王健，等，2017. 经导管肾动脉化疗栓塞联合射频消融术治疗肾癌的疗效分析. 中国介入影像与治疗学，14（5）：261-262
马建清，潘雪玲，孙玮琦，2005. 老年胃癌介入化疗泵留置热灌注化疗的护理观察. 医学影像学杂志，2005，15（3）：255-256
毛艳君，许秀芳，李海燕，等，2013. 介入治疗护理学. 2 版. 北京：人民军医出版社
倪卫红，章金兰，董勤燕，等，2013. 超选择性肾动脉栓塞治疗肾取石术后出血患者的护理. 解放军护理杂志，30（2）：41-42
欧阳钦，吕卓人. 2008. 临床诊断学.北京：人民卫生出版社
欧阳育树，杨志刚，吴万垠，等，2012. 影像引导 ^{125}I 放射性粒子植入治疗恶性肿瘤的临床疗效观察. 当代医学，18（24）：5-7
潘彦康，2009. 胃癌介入化疗与全身化疗的疗效比较. 吉林医学，30（15）：1561-1562
钱菊萍，萧云霞，2007. 晚期产后出血介入治疗的心理体会. 中华现代护理杂志，4（3）：56
任彩凤，龚蕴珍，李慧倩，2009. 射频消融治疗肺恶性肿瘤的临床护理. 介入放射学杂志，18（05）：392-394
阮君，刘小玲，朱敬松，2011. 17 例布加综合征的诊断及治疗. 中国现代药物应用，6：102
申静，范超云，2014. 医护人员对 ^{125}I 粒子植入辐射防护现状调查与防护对策护理实践与研究. 护理实践与研究，11（1）：94-95
沈海洋，杨光，刘瑞宝，等，2010. 原发性肝癌患者肝动脉化疗栓塞术后肝区疼的临床意义. 介入放射学杂志，19（4）：297-300
施海彬，2008. 介入放射诊疗策略. 北京：科学出版社
宋杰，王黎洲，李兴，等，2014. 中晚期胃癌行介入灌注化疗栓塞术的疗效评价.介入放射学杂志，23（11）：996-998
宋学芹，朱玉芹，1998. 肺栓塞患者的抢救与护理体会. 护士进修杂志，13（11）：48-49
孙德雯，2017. 下肢动脉硬化闭塞症病人行血管腔内治疗后并发症的预防及护理. 全科护理，2：440-441
孙玲芳，孙鸽，2010. 巨大脑动静脉畸形分次栓塞术并发症的原因分析及护理干预. 介入放射学杂志，19（5）：417-419
孙善红，2008. ONYX 栓塞治疗脑动静脉畸形的围手术期护理体会. 护理实践与研究，5：27-28
孙亚超，孟园，牛小霞，2012. 综合护理干预对原发性肝癌经皮射频消融术后患者生活质量的影响. 齐鲁护理杂志，18（5）：27-29
孙一，董勇，肖鹏，等，2009. 射频消融联合支气管动脉灌注化疗在晚期非小细胞肺癌治疗中的应用. 微创医学，4（2）：132-124
谭梅杰，2016. 舒适护理模式对宫颈癌介入治疗患者的护理效果体会. 当代临床医刊，29（4）：2359
唐爱英，2013. 妇科恶性肿瘤介入治疗并发症的护理 45 例. 中国实用医药，8（2）：215-216
田荣华，2014. 37 例布加综合征介入治疗围手术期的护理. 当代护士，10：57-58
田素红，2014. 见性护理干预在肝癌射频消融术中的应用.护理研究，28（6）：2245-2246
涂茂娟，盛月红，许芸芸，2012. 经皮肝穿刺射频消融治疗肝癌术后严重并发症的观察及护理. 解放军护理杂志，29（4B）：41-42
王宝霞，黄雅玲，魏秀英，2007. 经导管动脉栓塞术治疗产后出血患者的护理. 护理研究，21（5）：429-430
王策，2006. 妇科恶性肿瘤介入治疗的临床应用与研究. 长春：吉林大学

王富英，张海林，柴守霞，2009. 脑动静脉畸形术后预防迟发性正常灌注压突破的护理. 护理研究，23（11）：2972-2973
王红月，2011. 急性 Standford B 型主动脉夹层腔内治疗围手术期护理.当代医学. 10：129-130
王俊杰，修典荣，冉再强，2004. 放射性粒子组织间近距离治疗肿瘤. 2 版. 北京：北京大学医学出版社
王琨，薛艳，2010. 脑动静脉畸形介入治疗并发症的观察与护理. 医学影像学杂志，20（10）：1545-1547
王良梅，2011. 经皮超声引导下射频消融治疗肾癌围手术期护理. 护理实践与研究，8（18）：69-70
王敏赢，2017. 上消化道出血的观察与护理世界最新医学信息文摘：172
王晓东，2015. 恶性骨肿瘤中介入治疗的应用进展探讨. 中国实用医药，10（20）：280-281
王新德，2001. 神经病学. 北京：人民卫生出版社
王新德，2010. 中国急性缺血性脑卒中诊治指南. 中华神经科杂志，43（2）：146-154
王兴虹，丛中，2001. 临床心理治疗学，北京：人民卫生出版社
王忠敏，黄钢，陈克敏，等，2009. CT 引导下 ^{125}I 放射性粒子治疗胰腺癌的疗效观察. 介入放射学杂志，09：668-672
尉挺，1992. 现代临床心脏病学. 北京：人民军医出版社
闻曲，刘义兰，喻姣花，2011. 新编肿瘤护理学. 北京：人民卫生出版社
吴雪影，陈淑良，任晓棠，2012. 颈动脉狭窄支架置入术后并发症分析及护理对策. 护理与康复，11（12）：1142-1143
肖书萍，陈冬萍，熊斌，等，2016. 介入治疗与护理. 3 版. 北京：中国协和医科大学出版社
徐学灵，王藏慧，王伟，2017. 经皮腔血管成形术治疗下肢动脉硬化患者的护理. 世界最新医学信息文摘：255-256
许秀芳，李晓蓉，刘玉金，2011. 肿瘤介入护理学. 北京：科学出版社
许志英，连俊霞，2017. 腹主动脉瘤介入治疗的围手术期护理要点分析. 中国现代药物应用，3：153-154
许志英，闫丽英，洪秀琴，2017. 主动脉夹层介入治疗的术后护理对策探讨. 中国现代药物应用. 11.3：160-161
薛容花，熊莲花，李素娥，等，2005. 食管支架置入术病人的护理. 护理研究，19（146）：1067-1068
杨超，金泳海，2011. 术前介入性化疗栓塞治疗卵巢癌 63 例疗效评估. 介入放射学杂志，20（5）：385-386
杨丽，袁霞. 2001. 数字减影全脑血管造影术的护理. 中华现代护理杂志，17（6）：672-673
杨睿，2017. 上消化道出血的护理.世界最新医学信息文摘：199
杨莺，崔元生，何东元，2015. 射频消融在晚期肺癌中应用疗效分析. 中国实用医药，10（5）：106-107
叶钦清，扬开杰，吴小芳，2007. 数字减影全脑血管造影术围手术期的护理. 内科，2（5）：858-859
喻晓黎，2015. 布加综合征病人介入治疗围手术期护理. 世界最新医学信息文摘：195
岳瑶，刘海生，2010. 放射性 ^{125}I 粒子植入术后患者及密切接触者的剂量监测.现代肿瘤医学，18（2）：217-219
翟仁友，李槐，戴定可，2008. 肿瘤介入治疗手册. 北京：人民卫生出版社
张光宏，程久芬，郑田春，2007. 阻滞浅静脉溶栓治疗深静脉血栓形成的临床分析. 检验医学与临床，4（6）：490-492
张琳，2016. 子宫肌瘤选择性子宫动脉栓塞的护理分析. 世界最新医学信息文摘，16（20）：208-209
张晶，2010. 原发性肝癌 TACE 术后并发症及其护理体会. 中国实用药，5（6）：165-166
张素兰，管生，谢广伦，等，2010. 静脉全麻下 CT 导向射频消融治疗小肝癌护理. 护士进修杂志，25（3）：247-248
张伟，2001. 气道内支架置入术治疗的并发症及其防治. 国外医学呼吸系统分册，21（4）：221-222.
张勇，2010. 肺部肿瘤射频消融治疗的临床应用与进展. 中国肺癌杂志，13（11）：1064-1065
张玉芳，2014. 老年肺部感染并发急性肺栓塞 15 例临床分析. 临床研究，12（6）：132-133
赵洪霞，赵俊，2017. 胸主动脉腔内修复术治疗 Stanford B 型主动脉夹层患者围手术期血压护理. 护理进修杂

志，3：464-465

赵继宗，施立海，2007. 手术切除巨大脑动静脉畸形及其正常灌注压突破的防治. 首都医科大学学报，28（5）：551-554

周瑾，缪景霞，2016. 新编肿瘤微创治疗与护理. 北京：化学工业出版社

周小颖，曹喜才，2010. 主动脉瘤腔内隔绝术后相关并发症 23 例的护理. 中国误诊学杂志，10：7226

朱江，2006. 气管支架置入术治疗气管狭窄患者的护理. 护理学杂志，21（9）：19-20

朱明德，张子敬，季洪胜，等，2008. 进展期胃癌介入治疗疗效分析.介入放射学杂志，17（2）：136-138.

朱月琴，马伟红，2006. 14 例难治性产后出血的血管介入治疗护理. 中国血液流变学杂志，16（3）

庄君龙，连惠波，郭宏骞，2012. 射频消融在肾癌中的应用. 微创泌尿外科杂志，1（1）：37-38

《中华放射学杂志》编委会介入组. 经颈静脉肝内门体静脉分流术临床技术指南，2004. 中华放射学杂志，38（12）：1329-1331

Popescu C，Wise J，Sowards K，et al.，2000. Dosimetric Characteristics of the Pharma Seed Model BT-125I Source. Med Phys，27（9）：2174-2181